Histamin-Intoleranz

DORIS FRITZSCHE

H0171161

Ein Wort zuvor

HISTAMIN – ein eigener Kompass? Auf jeden Fall! Immerhin leiden im deutschsprachigen Raum vermutlich mindestens ein bis fünf Prozent der Menschen an einer Histamin-Intoleranz. Dabei sind rund 80 Prozent der Betroffenen Frauen im mittleren Lebensalter.

DAS BESCHWERDEBILD ist äußerst unspezifisch und es zeigen sich bei den Betroffenen die unterschiedlichsten Symptome: Kopfschmerzen, Herz-Kreislauf- und auch Atemwegsbeschwerden können ebenso auftreten wie Hautausschläge oder Komplikationen im Magen-Darm-Trakt. All diese Beschwerden können einzeln, aber auch gemeinsam auftreten – und sich noch dazu immer wieder verändern. Weil die Symptome sehr oft denen einer Allergie ähneln, wird die Histamin-Intoleranz häufig nicht erkannt. Viele Betroffene haben deshalb einen langen Leidensweg hinter sich, bis endlich die richtige Diagnose gestellt wird.

UM DIE BEHANDLUNG durch den Arzt und Ernährungstherapeuten erfolgreich zu unterstützen, liefert dieser GU-Kompass viele Tipps, wie Sie trotz Histamin-Intoleranz möglichst beschwerdefrei leben können. Übersichtliche Tabellen helfen Ihnen bei der Lebensmittelauswahl, wenn es darum geht, die individuell verträgliche Grenze zu finden.

AUF DEM WEG zum Wohlbefinden kommt es zwar wie bei allen Lebensmittelunverträglichkeiten vor allem auf Konsequenz und Geduld an. Doch schon mit Beginn der Ernährungstherapie tritt fast immer eine erste Besserung auf. Ich wünsche Ihnen viel Erfolg bei der Behandlung.

Doris Fritzsche

Was ist eine Histamin-Intoleranz?

Von allen Nahrungsmittelunverträglichkeiten ist die Histamin-Intoleranz am vielschichtigsten. Denn Histamin ist in nahezu sämtlichen Lebensmitteln enthalten. Die Histamin-Intoleranz ist zudem die einzige Unverträglichkeit, bei der die Substanz, welche die Beschwerden auslöst, nicht nur über die Nahrung in den Körper gelangt, sondern auch vom Organismus selbst gebildet wird.

Als wäre dies noch nicht genug, ist das Beschwerdebild durch überaus unspezifische Symptome charakterisiert. Kopf, Atemwege oder Herz-Kreislauf-System können ebenso betroffen sein wie Magen-Darm-Trakt oder Haut, bei Frauen auch der Unterleib (siehe auch Seite 8). Dabei kommen die Symptome allein oder in Kombination vor. Viele Betroffene zeigen individuell immer wieder dieselben Symptome. Es kommt jedoch auch vor, dass bei ein und demselben Menschen völlig unterschiedliche Beschwerden auftreten, wodurch sich die Symptomursache natürlich noch schwerer fassen lässt. Kein Wunder, dass Histamin-Intoleranz auch als Chamäleon unter den Unverträglichkeiten bezeichnet wird.

Histamin – Abbauprodukt des Körpers

Histamin (gr.: histos = Gewebe) ist eine natürliche Substanz, die im Eiweißstoffwechsel durch den Ab- und Umbau der Aminosäure (Eiweißbaustein) Histidin gebildet wird. Aminosäuren enthalten – wie der Name schon sagt – eine Aminogruppe und eine Säuregruppe. Mit dem Abtrennen der Säuregruppe entsteht aus der Aminosäure ein biogenes Amin (organische Ammoniakverbindung) mit völlig anderer Wirkung im Körper (siehe Seite 10). Das Molekül selbst erfährt dabei nur eine kleine Veränderung. Die Aminbildung erfolgt stets nach Bedarf und ist immer zweckgebunden: Amine stellen unter anderem Vorstufen für Hormone dar; so wirkt beispielsweise Histamin als Gewebshormon. Sie werden vom Körper aber auch als Baustein für die Coenzym- und Vitaminsynthese benötigt. Zur Bildung eines biogenen Amins sind im menschlichen und tierischen Körper verschiedene Organe und Gewebe befähigt, zum Beispiel Leber, Nervensystem, Nebennierenmark und Blutzellen. Dagegen konnte in den Stützgeweben wie Knochen, Knorpel und Bindegewebe keine Aminbildung nachgewiesen werden.

Biogene Amine besitzen eine potenziell toxische Wirkung. Eine bekannte Vergiftung durch Histamin ist zum Beispiel die Fischvergiftung, ausgelöst durch den bakteriellen Abbau von Histidin. Sie geht einher mit Bauchschmerzen, Übelkeit, Erbrechen und Durchfällen, aber auch mit Symptomen wie Hautausschlägen, Hautrötung, Hautjucken und Schwindel. Üblicherweise treten derartige Vergiftungssymptome erst auf, wenn die Mahlzeit 1000 mg oder mehr Histamin enthält (siehe dazu auch Seite 15 und 40).

Im Organismus enthalten vor allem Darmschleimhaut, Blutplasma, Leber, Niere, Nebenniere, Nervengewebe, Blutgefäße, Lunge, Herz und Milz aminabbauende Enzyme, die vor einer Vergiftung schützen. Die Produkte aus dem Abbau der biogenen Amine werden wie Fettsäuren weiterverstoffwechselt.

Wie wirkt Histamin?

Histamin entfaltet seine Wirkung erst, wenn es an bestimmte Bindungsstellen der Zellmembranen (Trennschicht, die die einzelnen Zellen umgibt) andockt: die Histaminrezeptoren H_1, H_2, H_3 und H_4. Je nachdem, welcher Histaminrezeptortyp belegt ist, werden unterschiedliche Reaktionen ausgelöst (siehe Seite 6).

H$_1$-Rezeptoren

H$_1$-Rezeptoren finden sich in glatten Muskelzellen, in Endothelzellen, die das Innere von Blutgefäßen auskleiden, im Herzen und im Zentralnervensystem.

Wenn Histamin an H$_1$-Rezeptoren andockt, reagiert der Körper, indem sich die kleinen Blutgefäße erweitern. Dadurch sinkt nicht nur der Blutdruck, die gefäßerweiternde Wirkung kann auch bei Kopfschmerzen und Migräne eine Rolle spielen. Zudem wird die Gefäßdurchlässigkeit erhöht. Es kommt zu Wassereinlagerungen an Schleimhäuten und Haut (Ödeme) mit typischen Hautblasen und Quaddeln, Rötungen und Juckreiz.

An den Nebennieren regt Histamin die vermehrte Bildung des Stresshormons Adrenalin an. In den Atemwegen führt es zu einer Verengung der Bronchien, was wiederum zu Problemen beim Ausatmen bis hin zur Atemnot (Asthma bronchiale) führen kann. Im Darm bewirkt Histamin eine erhöhte Darmbewegung. In deren Folge kommt es zu einer gesteigerten Durchfallneigung.

H$_2$-Rezeptoren

H$_2$-Rezeptoren finden sich vor allem in den Belegzellen der Magenschleimhaut, in glatten Gefäßmuskelzellen, im Herzen und im Zentralnervensystem.

Dockt das Histamin an H$_2$-Rezeptoren an, stimuliert dies im Magen diejenigen Zellen der Magenschleimhaut, die für die Bildung von Salzsäure verantwortlich sind (Belegzellen). Die damit einhergehende erhöhte Ausschüttung von Magensäure führt zu einer Übersäuerung des Magens.

Am Herzen steigert Histamin nach der Bindung an H$_2$-Rezeptoren die Fähigkeit dieses Muskels, sich zusammenzuziehen (Kontraktilität) und ruft dadurch Herzrasen (Tachykardie) hervor.

Weil die H$_2$- wie die H$_1$-Rezeptoren bereits gut untersucht sind, können im Zuge einer Therapie entsprechende Rezeptorblocker eingesetzt werden (siehe Seite 45).

H$_3$-Rezeptoren

H$_3$-Rezeptoren finden sich vor allem im zentralen Nervensystem; hier wird die Freisetzung von Histamin im Gehirn kontrolliert. Dockt das Histamin an H$_3$-Rezeptoren an, wird über eine negative Rückkopplung eine weitere Histaminfreisetzung gedrosselt.

H$_4$-Rezeptoren

Die H$_4$-Rezeptoren schließlich sind vorwiegend in den Zellen des Immunsystems aktiv. Studien der medizinischen Hochschule Hannover an Mausmodellen (2009) deuten darauf hin, dass diese Histamin-Rezeptoren bei Asthma bronchiale, chronischem Juckreiz und Autoimmunerkrankungen eine Rolle spielen.

Wie äußert sich Histamin-Intoleranz?

Wie Sie bereits gelesen haben, ist Nahrungshistamin potenziell giftig. Es wird deshalb bereits im Dünndarm weitestgehend abgebaut. Ist die Balance zwischen Histamin und Histamin abbauenden Enzymen – allen voran dem Enzym Diaminooxidase (DAO) – gestört, kommt es zu einer Histamin-Intoleranz. Die individuelle Verträglichkeitsgrenze für Histamin ist dann überschritten. Ein Ungleichgewicht kann zudem auch entstehen oder verstärkt werden, wenn im Organismus mehr Histamin freigesetzt wird, als individuell verträglich ist.

ⓘ INFO

Weil bei einem Überschuss an Histamin allergieartige Symptome wie Hautausschläge, Reizungen der Nasenschleimhaut mit einhergehendem Fließschnupfen, Niesreiz, Juckreiz sowie Asthma, Kopfschmerzen und Durchfälle auftreten, wird die Histamin-Intoleranz häufig mit einer Nahrungsmittelallergie verwechselt.

Typische Beschwerdebilder

Ist im Körper mehr Histamin vorhanden, als durch DAO
abgebaut werden kann, treten ganz individuell an unter-
schiedlichen Organen Symptome auf. Dabei dauert es
manchmal nur wenige Minuten, ein anderes Mal mehrere
Stunden, ehe nach dem Essen Beschwerden auftreten, die
bis zu einem halben Tag und länger andauern können.
Bei Magen-Darm-Beschwerden beispielsweise sind Übelkeit, Erbrechen, Bauchschmerzen, Blähungen und Durchfälle mögliche Anzeichen für eine Histamin-Intoleranz. Bei
wiederholten Durchfällen sollten Laktose- und Fruktose-
Unverträglichkeit sowie eine Zöliakie ausgeschlossen werden. Mehr zu diesen Nahrungsmittelunverträglichkeiten
sowie zu weiteren möglichen Symptomen, Diagnose und
Behandlung erfahren Sie auf Seite 12 f.
Die für die Histamin-Intoleranz typischen Hautausschläge
zeigen sich in der Regel als Urtikaria, also ein Nesselausschlag mit Quaddeln, wie er nach dem Kontakt mit Brennnesseln typisch ist. Aber auch anfallsartige, kurzzeitige
Hautrötungen (Flush) sind möglich, vor allem im Gesicht
und am Oberkörper.

MÖGLICHE SYMPTOME EINER HISTAMIN-INTOLERANZ

- Kopfschmerzen, Migräne, Schwindel
- Rinnende Nase, Schnupfen, verstopfte Nase
- Husten, nicht allergisches Asthma
- Herzrhythmusstörungen, Herzrasen,
  niedriger Blutdruck
- Magen-Darm-Beschwerden, wie Bauchschmerzen,
  Blähungen, Durchfall
- Hautausschläge, Juckreiz
- bei Frauen, die übrigens viel häufiger betroffen sind als
  Männer: Menstruationsbeschwerden mit krampfartigen
  Schmerzen am ersten Tag der Regel

Unterschiedlich starke Beschwerden

Ebenso wie die Symptome selbst variiert auch deren Intensität individuell. Während der eine zum Beispiel »nur« Kopfschmerzen verspürt, löst die Intoleranz beim anderen starke Migräne aus. Wo ein Patient Husten bekommt, leidet der nächste unter asthmatischen Beschwerden. Die Nase kann mal verstopft sein, mal laufen.

Nicht zuletzt können eine Reihe unspezifischer Beschwerden auftreten wie Hitzewallungen, Müdigkeit nach dem Essen, Erschöpfung, Antriebsschwäche, innere Unruhe, Gliederschmerzen, Stimmungsschwankungen, Nervosität, Schlafstörungen, Konzentrationsschwäche, Depressionen.

Ursachen für eine Histaminunverträglichkeit

Als Auslöser für eine Histamin-Intoleranz kommen verschiedene Faktoren in Frage. Sie können einzeln oder in Kombination miteinander auftreten.

- Eine hohe Aufnahme des biogenen Amins Histamin über Nahrungsmittel und Getränke. Histaminreich sind fermentierte und länger gelagerte Lebensmittel wie Sauerkraut, gereifte Käse, luftgetrocknete und geräucherte Fleischwaren, Bier und Wein, besonders Rotwein (siehe Seite 66 ff.). Durch den Verzehr entsprechender Produkte kann die Kapazität der Diaminooxidase (DAO) im Dünndarm überfordert sein.
- Die Aufnahme von Nahrungsmitteln, Lebensmittelinhalts- oder -zusatzstoffen, die im Körper unspezifisch Histamin freisetzen und dadurch aktivieren können, zum Beispiel Erdbeeren, Tomaten, Aromastoffe, Farbstoffe, Konservierungsstoffe oder Geschmacksverstärker. Sie alle werden als Histaminliberatoren oder auch Pseudoallergene bezeichnet (siehe Seite 20 ff.).
- Ein indirekter Mangel an Histamin abbauendem Enzym, hervorgerufen durch Nahrungsmittel, die reichlich andere biogene Amine enthalten. Diese histaminähnlichen Substanzen (zum Beispiel Serotonin und Tyramin)

werden nicht nur vom selben Enzym (DAO) abgebaut, der Organismus zieht sie beim Abbauprozess dem Histamin sogar vor.

- Eine verringerte Aktivität der DAO bei Magen-Darm-Erkrankungen oder anderen unbehandelten Nahrungsmittelunverträglichkeiten, welche die Dünndarmschleimhaut schädigen. Weil sich das Histamin abbauende Enzym DAO in den Dünndarmzellen befindet, verschwindet die Histamin-Intoleranz mit Behandlung und Abklingen der Darmerkrankung oder der Nahrungsmittelunverträglichkeit.
- Alkohol kann die Aktivität der DAO ebenso hemmen wie bestimmte Medikamente (siehe Seite 29 ff.).
- Eine sehr seltene Form der Histamin-Intoleranz beruht auf einer unzureichenden Produktion der DAO aufgrund eines angeborenen Enzymdefekts.

Andere biogene Amine

So wie der Körper aus Histidin Histamin bilden kann, entstehen durch Abspaltung der Säuregruppe aus anderen Aminosäuren wie Cysteamin, Dopamin, Phenylethylamin, Putrescin, Serotonin, Tyramin und Tryptamin noch weitere biogene Amine (siehe Seite 11). Diese dienen zum Beispiel als Bausteine verschiedener Zellbestandteile oder fungieren in Form von Hormonen und Neurotransmittern (Botenstoffe, die elektrische Reize von einer Nervenzelle zu einer anderen Zelle weitergeben oder verstärken) als körpereigene Signalstoffe.

Wie alle Substanzen, die im Organismus gebildet werden, müssen aber auch diese biogenen Amine wieder abgebaut werden – und zwar mithilfe derselben Enzyme wie das Histamin. Weil der Körper die anderen Amine bevorzugt abbaut, können sie indirekt einen Histaminanstieg bewirken. Für Beschwerden bei Histamin-Intoleranz können daher auch solche Lebensmittel verantwortlich sein, die reich an anderen biogenen Aminen sind.

Ausgewählte biogene Amine, ihre entsprechende Aminosäure und Wirkung im Organismus

Biogenes Amin	Aminosäure	Wirkung im Organismus
Amino-propanol	Threonin	Baustein von Vitamin B_{12}
Cysteamin	Cystein	Fängt Radikale
Dopamin	Dihydroxyphe-nylalanin (DOPA)	Neurotransmitter, Vorstufe von Adrenalin und Nor-adrenalin; gilt als Glücks-hormon
Phenylethyl-amin	Phenylalanin	Wirkt blutdrucksenkend und euphorisierend
Putrescin	Ornithin	Wachstumsfaktor bei der Zellteilung
Serotonin	5-Hydroxy-Tryptophan	Neurotransmitter, Gewebs-hormon; stimuliert unter anderem die Kontraktion der glatten Muskulatur, wirkt dadurch blutdruck-steigernd und uteruskon-trahierend, regt die Darm-peristaltik an. Vorstufe des Hormons Melatonin und dadurch beteiligt am Schlaf-wach-Rhythmus
Tryptamin	Tryptophan	Stimuliert die Kontraktion der glatten Muskulatur
Tyramin	Tyrosin	Wirkt blutdrucksteigernd und uteruskontrahierend

Andere Unverträglichkeiten

Laktose-Intoleranz

Ursache für eine Unverträglichkeit gegenüber dem Zweifachzucker Laktose (Milchzucker) ist das Fehlen oder die unzureichende Bildung des Dünndarmenzyms Laktase. Dadurch kann Laktose nicht in ihre Einzelzucker Glukose und Galaktose gespalten werden, sondern gelangt in untere Darmabschnitte, wo sie durch Bakterien verstoffwechselt wird. Dabei entstehen Wasserstoff, Kohlendioxid und organische Säuren, die Beschwerden wie Übelkeit, Bauchschmerzen, Völlegefühl, Blähungen und Durchfälle auslösen, aber auch Hautprobleme, Kopfschmerzen, Müdigkeit, Schwindel und allgemeines Krankheitsgefühl.

- Um die Diagnose zu sichern, helfen ein Belastungstest (fehlender Anstieg des Blutzuckers nach Laktosebelastung), ein Atemtest (Anstieg des Wasserstoffgehalts der Ausatemluft nach Laktosebelastung) und ein Gentest.
- Laktose-Intoleranz lässt sich durch eine Ernährung mit laktosefreien und -armen Milchprodukten erfolgreich behandeln. Darüber hinaus unterstützt das Enzym Laktase – als Nahrungsergänzung vor laktosehaltigen Mahlzeiten eingenommen – die Laktosespaltung im Dünndarm und sorgt so für eine bessere Verträglichkeit.

Fruktose-Malabsorption

Dieser Begriff beschreibt die unzureichende Aufnahme von Fruktose (Fruchtzucker) im Dünndarm. Ursache ist eine Fehlfunktion des erforderlichen körpereigenen Fruktose-Transportsystems (GLUT-5). Unverdaute Fruktose gelangt in die unteren Darmabschnitte und wird durch die dort siedelnden Bakterien abgebaut. Wie bei Laktose-Intoleranz lösen die Abbauprodukte vor allem Magen-Darm-Probleme mit Bauchschmerzen, Völlegefühl, Blähungen und Durchfällen aus, aber auch unspezifische Beschwerden.

- Bei der Sicherung der Diagnose hilft ein Belastungstest (fehlender Anstieg des Blutzuckers nach Fruktosebelastung) und ein Atemtest (Anstieg des Wasserstoffgehalts der Ausatemluft nach Fruktosebelastung).
- Mithilfe einer fruktosearmen Ernährung sowie dem Verzicht auf den Zuckeralkohol Sorbit lässt sich Fruktose-Malabsorption erfolgreich behandeln. Glukose (Traubenzucker) zu fruktosereichen Obstsorten hilft, die individuelle Fuktoseaufnahme zu verbessern.

Zöliakie

Zöliakie ist ein anderer Begriff für die Unverträglichkeit gegenüber Gluten, dem Klebereiweiß der typischen Brotgetreide. Bei den Betroffenen löst Gluten eine Antigen-Antikörper-Reaktion im Dünndarm aus. Dadurch kommt es zu einer chronischen Entzündung und nachfolgenden Rückbildung der Dünndarmzotten (Atrophie), was mit einer enormen Verkleinerung der Aufnahmefläche für Nährstoffe einhergeht und zu Mangelernährung führt. Unverdaute Nahrungsbestandteile werden in den unteren Darmabschnitten bakteriell abgebaut. Als typische Beschwerden treten Bauchschmerzen, aufgeblähter Bauch, Übelkeit, Durchfälle, Gewichts- und Kraftverlust auf, bei Kindern zudem Wachstumsstörungen. Bisweilen zeigen sich Beschwerden außerhalb des Darmbereichs, etwa in Form von Blutarmut (Anämie), Knochenbrüchigkeit (Osteoporose) sowie Vitamin- oder Mineralstoffmangel. Bei Frauen kann die Menstruation ausbleiben (Amenorrhö).

- Das positive Testergebnis eines Antikörpers sollte durch eine Dünndarmbiopsie gesichert werden.
- Zöliakie kann ausschließlich durch den lebenslangen Verzicht auf Gluten behandelt werden. Sämtliche Getreide und Getreideerzeugnisse müssen daher von Natur aus glutenfrei sein (Hirse, Mais, Reis, Teff). Spezialprodukte sind durch das Symbol der durchgestrichenen Ähre und den Zusatz »glutenfrei« gekennzeichnet.

Histamin und andere biogene Amine in Lebensmitteln

Fast alle Lebensmittel enthalten Histamin und zusätzlich auch andere biogene Amine. Wie hoch der Gehalt ist, hängt vom Reifegrad ab. Bei gereiften Produkten ist er höher als bei frischen, ungereiften. Ursache dafür sind die am Reifungsprozess beteiligten Mikroorganismen, die auch zur Bildung biogener Amine befähigt sind. Ein Beispiel: Junger Gouda reift nur sechs Wochen und hat daher einen viel niedrigeren (Hist-)Amingehalt als mittelalter Gouda mit einer Reifezeit von mindestens drei Monaten oder gar alter Gouda, der ein bis fünf Jahre reift.

Der Einfluss von Mikroorganismen

Die in Lebensmitteln enthaltenen Mikroorganismen – Bakterien, Schimmelpilze, Hefen und Algen – sind Kleinstlebewesen mit einem eigenständigen Stoffwechsel. Sie vermehren sich durch Zellteilung. So werden zum Beispiel aus einer Bakterienzelle zwei, aus zwei Zellen vier, aus vier Zellen acht und so weiter. Bereits nach 20 Teilungsschritten entstehen so aus einer einzigen Bakterienzelle 1.048.576 neue Bakterien. Und sie alle können aus den entsprechenden Eiweißbausteinen Histamin und andere biogene Amine bilden. Besonders hoch ist der Gehalt an Histamin aus diesem Grund in Lebensmitteln, denen Mikroorganismen zur Fermentation zugesetzt wurden, wie Käse, Hefeextrakt, Sauerkraut, Sojasauce, Wurst, Bier und Wein. Mikroorganismen können sich aber auch ungewollt in Lebensmitteln vermehren, wenn diese unsachgemäß aufbewahrt wurden. Insbesondere eine unzureichende Kühlung, eine Unterbrechung der Kühlkette und zu lange Lagerung begünstigen eine übermäßige Keimvermehrung. Der Gehalt an biogenen Aminen kann deshalb auch als aussagekräftiges Qualitätskriterium für die Beurteilung der Belastung mit Verderbniserregern verwendet werden – und gilt

HILFREICHE HYGIENEMASSNAHMEN

Wenn Sie einen Anstieg des Gehalts an Histamin und sonstigen biogenen Aminen durch Mikroorganismen vermeiden wollen, sind konsequente Hygienemaßnahmen im Umgang mit Lebensmitteln und Küchengeräten wichtig:

- Räumen Sie leicht verderbliche Waren wie Fisch, Meeresfrüchte und Fleisch direkt in den Kühlschrank.
- Lagern Sie Lebensmittel bei niedrigen Temperaturen.
- Achten Sie insgesamt auf kurze Lagerzeiten.
- Lassen Sie Tiefkühlware im Kühlschrank auftauen.
- Reinigen Sie Arbeitsflächen und Arbeitsgeräte nach der Benutzung gründlich mit heißem Wasser und Geschirrspülmittel, Scheuermilch oder Essigreiniger.
- Säubern Sie den Kühlschrank mit Essigwasser.
- Wechseln Sie Putz- und Geschirrtücher regelmäßig.

somit gleichzeitig als wichtiger Indikator für die Frische eines Lebensmittels. Vor allem in leicht verderblichen Lebensmitteln wie Fisch und Fleisch können schnell größere Mengen biogener Amine entstehen. Bei Obst sind diejenigen Arten gefährdet, die generell wenig stabil gegenüber Mikroorganismen sind, wie Beerenfrüchte.

Vorgaben für den Histamingehalt

Rechtlich bindende Höchstmengen für Histamin existieren lediglich für Fischerzeugnisse. So legt die EU-Verordnung 2073/2005 über mikrobiologische Kriterien für Lebensmittel aus bestimmten Fischsorten einen maximalen Histamingehalt von 200 mg pro kg (zum Beispiel Thunfisch und Makrele) oder von 400 mg pro kg (Sardellenerzeugnisse) fest – was einem Wert von 40 mg je 100 g entspricht. In den USA gelten erst 50 mg pro 100 g als gesundheitliches Risiko. In der Schweiz und in Österreich liegt die empfohlene Höchstgrenze für Histamin in Wein bei 10 mg/l, Frankreich empfiehlt 8 mg/l und Deutschland 2 mg/l.

Ausgewählte biogene Amine in Lebensmitteln				
Gehalt an biogenen Aminen in mg/kg				
Lebensmittel	**Histamin**	**Tyramin**	**Phenyl-ethylamin**	**Putrescin**
Bier	0–7	0–40	0–2	0,5–10
Fermentierte Soja-produkte	k. A.–500	1–3500	k. A.	k. A.–1200
Fisch	0–8000	0–30	0–15	0–200
Käse	0–1300	0–1000	0–50	1–70
Sauerkraut	1–100	2–200	0–10	5–500
Trockenwurst	0–300	0–750	5–50	0–500
Wein	0–20	0–40	0–10	1–200

Die körpereigene Histaminfreisetzung

Wie bereits erwähnt gelangt Histamin nicht nur über verschiedene Nahrungsmittel in den menschlichen Organismus, der es dann speichert und bei Bedarf freisetzt. Es wird auch vom Körper selbst gebildet.

Bildung und Speicherung des Histamins erfolgen zum einen in den basophilen Granulozyten, einer Untergruppe der weißen Blutkörperchen, zum anderen – und das macht den überwiegenden Teil aus – in den Mastzellen (Mastozyten). Diese körpereigenen Abwehrzellen gelten auch als die Schaltstellen allergischer wie pseudoallergischer Reaktionen (mehr dazu erfahren Sie ab Seite 18).

Die relativ großen Mastzellen sind mit körnchenförmigen Einlagerungen gefüllt, den Granula. Sie enthalten – neben anderen Stoffen – auch Histamin, welches sie in die umgebenden Gewebe ausschütten, sobald die Mastzellen aktiviert wurden. Als derartige Sekretionsreize gelten zum Beispiel

- die allergischen Reaktionen vom Soforttyp (Allergie Typ 1), die durch Immunglobuline E (IgE) vermittelt werden. Hierbei wird der Körper beim Erstkontakt mit einem Allergen zunächst sensibilisiert, bei weiteren Kontakten erfolgt dann eine heftige Reaktion. Typische allergische Reaktionen vom Soforttyp sind Heuschnupfen und allergisches Asthma.
- pseudoallergische Reaktionen ohne Antikörperbildung durch Lebensmittel, Lebensmittelinhaltsstoffe und Lebensmittelzusatzstoffe, die unspezifisch Histamin freisetzen (Histaminliberatoren, siehe Seite 20 ff.). Die Reaktion ist abhängig von der verzehrten Menge und erfolgt bereits beim ersten Kontakt mit dem Pseudoallergen. Physikalische Reizungen der Haut durch Wärme, Kälte, Licht, Druck oder Wasser zählen ebenfalls zu den pseudoallergischen Reaktionen. Relativ häufig ist beispielsweise die Kälteurtikaria (fehlerhaft oft auch als »Kälteallergie« bezeichnet), bei der ein Kältereiz die körpereigene Freisetzung von Histamin bewirkt.
- Entzündungsreaktionen; Histamin ist ein wichtiger Überträgerstoff (Mediator) entzündlicher Prozesse.

KÖRPEREIGENER GRENZSCHUTZ

Mastzellen, bestimmte Zellen der Körperabwehr, finden sich besonders zahlreich in der Haut sowie in den Schleimhäuten der Atemwege und des Magen-Darm-Trakts – also vor allem in denjenigen Bereichen, an denen der Organismus in unmittelbaren Kontakt mit seiner Umwelt tritt. Sie erfüllen dort für den Körper lebenswichtige Funktionen, denn sie erkennen gefährliche Angreifer wie Bakterien oder Parasiten und machen sie schnellstmöglich unschädlich. In einigen Fällen meistern sie diese Aufgabe auf direktem Weg, indem sie die Angreifer selbst abtöten und »auffressen«. In anderen dagegen dirigieren sie die Zellen des Immunsystems zum Einsatzort – und bleiben selbst im Hintergrund.

Allergene Auslöser

Wie schon beschrieben, kann die Freisetzung von Histamin aus den Mastzellen sowohl durch pseudoallergene Substanzen (Pseudoallergie oder Histamin-Intoleranz, siehe dazu Seite 20 ff.) ausgelöst werden als auch durch allergene Stoffe (Allergie). Eine Lebensmittelallergie beruht auf einem immunologischen Mechanismus. Das körpereigene Abwehrsystem identifiziert bestimmte Stoffe als fremd und bekämpft sie, obwohl sie für den Organismus ungefährlich sind. Die allergieauslösenden Substanzen (Allergene) – meist Proteine (Eiweiße), häufig auch Eiweiß-Zucker-Verbindungen – wirken als Antigene, die eine Überempfindlichkeitsreaktion des körpereigenen Immunsystems verursachen: die allergische Reaktion.

Die Rolle des Immunsystems

Beim ersten Kontakt mit dem Allergen bleibt die Reaktion noch aus. In eigens dafür vorhandenen Zellen regt jedoch das Immunsystem die Bildung spezifischer IgE-Antikörper (Immunglobuline) an, die den körperfremden Erreger abwehren sollen. Kommt es zu einem späteren Zeitpunkt erneut zu einem Kontakt mit dem Allergen, werden in kürzester Zeit massenhaft IgE gebildet, die an Mastzellen (siehe Seite 17) koppeln. Dabei können auf einer einzigen Mastzelle 10.000 bis zu 50.000 IgE sitzen. Sie fangen die Allergene ein und führen gleichzeitig zu einer übermäßigen Freisetzung von Histamin und anderen Entzündungsvermittlern aus den Granula der Mastzellen.

Histamin wiederum dockt an den Histamin-Rezeptoren der umgebenden Gewebszellen an und ruft innerhalb kürzester Zeit heftige Reaktionen hervor. Je nachdem, an welchem Rezeptortyp das Histamin ankoppelt, werden dabei ganz unterschiedliche Reaktionen ausgelöst, zum Beispiel Hautquaddeln, Juckreiz, Niesreiz, Asthma bronchiale, Blutdruckabfall oder eine übermäßige Salzsäureausschüttung im Magen (siehe Seite 6 f.).

Kennzeichnungspflicht

Lebensmittel und Substanzen, die am häufigsten Allergien auslösen, sind im Anhang IIIa der EU-Richtlinie 2000/13/EG zur Kennzeichnung von Lebensmitteln aufgeführt. Dabei decken die derzeit bekannten 14 Hauptallergene die häufigsten Lebensmittelallergien ab. Sie müssen auf dem Etikett von verpackten Lebensmitteln aufgeführt werden:

- glutenhaltiges Getreide (Dinkel, Gerste, Grünkern, Hafer, Einkorn, Emmer, Kamut, Roggen, Urkorn, Weizen)
- Eier
- Erdnüsse
- Fisch
- Krebstiere
- Lupine und jeweils daraus hergestellte Erzeugnisse
- Milch
- Schalenfrüchte (Cashew-, Hasel-, Macadamia-, Para-, Pecan-, Queensland- und Walnuss, Mandel sowie Pistazie)
- Sellerie
- Senf
- Sesamsamen
- Soja
- Weichtiere
- Schwefeldioxid und Sulfite in einer Konzentration von mehr als 10 mg/kg oder 10 mg/l (angegeben als SO_2)

Eine Reihe allergener Substanzen sind gleichzeitig potenzielle pseudoallergene Auslöser für die Histaminfreisetzung. Bei einer bestehenden Histamin-Intoleranz können Sie deshalb gut die für Allergene vorgeschriebene Deklarationspflicht nutzen.

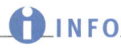 **INFO**

Einige Hersteller geben auf ihren Verpackungen den Hinweis »kann Spuren von (...) enthalten«. Dies ist immer dann der Fall, wenn keine Allergenfreiheit garantiert werden kann, weil in dem entsprechenden lebensmittelverarbeitenden Betrieb sowohl allergenfreie als auch potenziell allergene Stoffe verwendet werden.

Pseudoallergene Auslöser

Auch nicht allergene Stoffe können die Freisetzung von Histamin aus den Mastzellen auslösen. Weil bei dieser nichtallergischen Überempfindlichkeitsreaktion das Erscheinungsbild der Allergie ähnelt, wird sie als Pseudoallergie bezeichnet. Eine pseudoallergische Reaktion findet im Gegensatz zu einer »echten« Allergie jedoch immer ohne die Beteiligung des Immunsystems statt; der Organismus bildet also auch keine Antikörper. Im Gegensatz zur echten Allergie, zu deren Diagnose Haut- und Bluttests nötig sind, lassen sich Pseudoallergien daher lediglich durch eine Auslassdiät mit eventuell nachfolgender Gabe der verdächtigen Auslöser nachweisen (Provokation). Biogene Amine wie das Histamin können ebenso als Pseudoallergene fungieren wie Salicylsäureverbindungen und vermutlich auch Aromastoffe. Neben diesen Substanzen, die von Natur aus in Lebensmitteln vorkommen, sind auch Lebensmittelzusatzstoffe wie bestimmte Farbstoffe, Konservierungsstoffe, Antioxidanzien, Verdickungsmittel, Emulgatoren, Geschmacksverstärker und Süßstoffe typische pseudoallergische Auslöser. Die genannten Stoffe werden verschiedenen Speisen zugesetzt, um deren Haltbarkeit zu verlängern, ihr Aussehen oder ihre Beschaffenheit zu verbessern oder ihren Geschmack zu intensivieren. Einige von ihnen können als pseudoallergische Reaktion Histamin freisetzen.

W WICHTIG

Die Bezeichnung Pseudoallergie wird oft falsch verstanden, schließlich heißt »pseudo« üblicherweise so viel wie »scheinbar« oder »vorgetäuscht«. In diesem Zusammenhang jedoch bedeutet es weder, dass die Reaktion ausbleibt, noch, dass sich die Betroffenen die Beschwerden nur einbilden. Es lassen sich lediglich keine IgE-Antikörper nachweisen. Die Beschwerden sollten jedoch genauso ernst genommen und auch konsequent behandelt werden.

Ob und welche Zusatzstoffe in einem Lebensmittel enthalten sind, verrät die Zutatenliste auf der Verpackung. Dort müssen Bezeichnung der Zusatzstoffe und/oder E-Nummern angegeben werden. Bei nicht abgepackten Lebensmitteln wie Brot und Brötchen, Wurstwaren und Käse können Sie die Zutatenliste beim Verkäufer erfragen.

Insbesondere zu Beginn der Behandlung einer Histamin-Intoleranz sollten Sie daher Lebensmittel und Zusatzstoffe, die pseudoallergen wirken können, so konsequent wie möglich vermeiden.

Farbstoffe

Vor allem die Aufnahme der synthetisch hergestellten Azofarbstoffe (auf Basis von Anilin) ist riskant:

- Auf Tartrazin (E 102) reagieren viele Menschen mit chronischer Urtikaria (Nesselsucht) und Asthma bronchiale. Auch bei einer Unverträglichkeit gegenüber Salicylaten (siehe Seite 65) reagiert der Körper oft empfindlich auf Tartrazin.

   Der gelbe Farbstoff ist unter anderem zugelassen für Liköre, Brannt- und Obstweine, nichtalkoholische aromatisierte Getränke, Brause(pulver), Feinbackwaren, gesalzene Knabberwaren, Süßwaren, Puddingpulver, Desserts, Senf, Würzsaucen, aromatisierten Schmelzkäse, Fisch- und Krebsfleischpasteten, Käserinde, Kunstdärme, Nahrungsergänzungsmittel sowie Arzneimittel.

- Eine Empfindlichkeit gegenüber dem Konservierungsstoff Benzoesäure (siehe Seite 22 ff.) und ihren Salzen (E 210 bis 213) oder Salicylaten geht häufig mit einer Unverträglichkeit auf Azorubin (E 122) einher. Der rote Farbstoff ist unter anderem zugelassen für Spirituosen, Obstweine, Süßwaren, Marzipan, Speiseeis, Desserts, Fertigsuppen und -saucen, feine Backwaren, Marmelade, Konfitüre, Fruchtzubereitungen, Paniermehl, Fischersatzprodukte, Senf, Knabberwaren, Schmelzkäse, Brause(pulver), Sirup, Nahrungsergänzungsmittel und Farbmischungen (Violett- und Brauntöne).

- Auch Echtes Karmin (E 120), gewonnen aus weiblichen Scharlachschildläusen, kann Atembeschwerden auslösen. Der rote Farbstoff ist unter anderem zugelassen für Spirituosen, Obstwein, Süßwaren, Marmelade, Konfitüre, Fruchtzubereitungen, aromatisierte Frühstückszerealien, rot geäderten Käse sowie essbare Überzüge für Käse und Wurst, außerdem findet er sich in verschiedenen Arzneimitteln und Kosmetika.

Azofarbstoffe
- Tartrazin (E 102)
- Gelborange S (E 110)
- Azorubin (E 122)
- Amaranth (E 123)
- Cochenillerot A (E 124)
- Rot 2G (E 128)
- Allurarot AC (E 129)
- Brilliantschwarz FCF (E 151)
- Braun FK (E 154)
- Braun HAT (E 155)
- Litholrubin BK (E 180)

Sonstige Farbstoffe, die pseudoallergen wirken können
- Kurkumin (E 100)
- Chinolingelb (E 104)
- Echtes Karmin (E 120)
- Erythrosin (E 127)
- Patentblau V (E 131)
- Indigotin I (E 132)
- Brillantblau (E 133)
- Cu-Chlorophyll (E 141)
- Säurebrillantgrün BS (E 142)
- Eisenoxid (E 172)

Konservierungsstoffe

Die größte Gruppe der potenziell pseudoallergenen Zusatzstoffe machen die Konservierungsstoffe aus. Wenn sie zugesetzt wurden, muss dies auf der Verpackung stehen oder bei lose angebotenen Lebensmitteln auf einem Schild neben der Ware kenntlich gemacht werden.

Sämtliche der nachfolgend aufgeführten Konservierungsstoffe können pseudoallergische Reaktionen wie Kopfschmerzen, Migräne und Asthma auslösen.

- Auf Benzoesäure und Benzoate (E 210 bis 213) sowie auf Parabene (E 214 bis 219) reagieren besonders Menschen, die an chronischer Urtikaria (Nesselsucht), Asthma und Quincke-Ödemen (plötzlich auftretende

Schwellung von Haut und Schleimhäuten, vor allem im Gesicht und im Rachen) leiden.

Benzoesäure und Benzoate sind unter anderem zugelassen für alkoholfreies Fassbier, Spirituosen, zuckerreduzierte Konfitüre, Marmelade, Gelee, Oliven und Aspik, außerdem in Eiermalfarben, Kosmetika und medizinischen Salben. Parabene können in Oberflächenbehandlungen und gelatinehaltigen Überzügen luftgetrockneter Fleischwaren, in Knabberwaren, Süßwaren, Saucen, Feinkostsalaten, Aromen und Kosmetika enthalten sein.

- Das Oberflächenbehandlungsmittel Thiabendazol finden Sie besonders auf Zitrusfrüchten. Beim Schälen oder Pressen gelangt es auf den essbaren Teil der Früchte. Durch den Kauf unbehandelter Zitrusfrüchte können Sie den Kontakt mit Thiabendazol vermeiden.

Potenziell pseudoallergene Konservierungsstoffe

- Sorbinsäure und Sorbate (E 200 bis 203)
- Benzoesäure und Benzoate (E 210 bis 213)
- Nisin (E 234)
- Parabene (E 214 bis 219)
- Schwefeldioxid und Sulfite (E 220 bis 228)
- das Oberflächenbehandlungsmittel Thiabendazol

Benzoesäure, Benzoate und Benzoesäureverbindungen kommen als natürliche Konservierungsmittel auch in naturbelassenen Lebensmitteln vor. Sie finden sich in Früchten, Pilzen, Zimt, Nelken und einigen Milchprodukten.

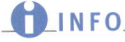

INFO

Häufig treten Intoleranzen gegen Benzoesäure/Benzoate und Salicylsäure/Salicylate (zum Beispiel der Medikamentenwirkstoff Acetylsalicylsäure in Schmerzmitteln) auch gemeinsam auf. Wenn Sie bereits wissen, dass Sie auf eine der beiden Stoffgruppen pseudoallergisch reagieren, sollten Sie die andere vorsichtshalber meiden.

Beim Obst enthalten insbesondere Beerenfrüchte wie Preiselbeeren (100–200 mg pro 100 g), Heidelbeeren, Johannisbeeren, aber auch Pflaumen größere Mengen Benzoesäure. In Joghurt kann die Benzoesäurekonzentration bis zu 5 mg je 100 g betragen, in Hartkäse mit langer Reifungszeit sogar bis zu 50 mg pro 100 g.

In Champignons wurden Benzoesäurekonzentrationen von bis zu 30 mg je 100 g des Trockengewichts gefunden. Bei frischen Champignons mit einem Trockenmassegehalt von etwa 6,5 g bedeutet das entsprechend etwa 2 mg Benzoesäure pro 100 g.

Antioxidanzien

Um Lebensmittel vor dem Verderb durch Sauerstoff zu schützen, setzt die Industrie ihnen verschiedene Antioxidanzien zu, von denen einige ebenfalls pseudoallergische Reaktionen hervorrufen können.

- Gallate (E 310 bis 312) lösen bei einigen Menschen pseudoallergische Reaktionen und Irritationen der Mundschleimhaut aus. Bei direktem Kontakt mit gallathaltigen Rohstoffen (zum Beispiel beim Backen) wurden Hautausschläge beobachtet. Gallate sind unter anderem zugelassen für verschiedene Kuchenmischungen, Knabberwaren, Trockensuppen, Würzmittel, Kaugummi und Aromen.
- Butylhydroxyanisol/BHA (E 320) und Butylhydroxytoluol/BHT (E 321) stehen ebenfalls im Verdacht, allergieähnliche Symptome auszulösen. Allergische Hautreaktionen auf BHA und BHT sind von Kosmetika bekannt. BHA und BHT sind unter anderem zugelassen für Kuchenmischungen, Knabberwaren, Trockensuppen, Würzmittel und Kaugummi.

Potenziell pseudoallergene Antioxidanzien
- Gallate (E 310 bis 312),
- Butylhydroxanisol/BHA (E 320),
- Butylhydroxytoluol/BHT (E 321)

Verdickungsmittel

Die Industrie setzt Lebensmitteln Verdickungsmittel zu, um ihre Konsistenz und Streichfähigkeit zu beeinflussen. Man findet sie zum Beispiel häufig in kalorienreduzierten Nahrungsmitteln, denen sie eine sahnig-cremige Konsistenz verleihen sollen. Bei der Speiseeisherstellung verringern Verdickungsmittel die Bildung von Eiskristallen und verbessern die Schmelzeigenschaften.

- Johannisbrotkernmehl (E 410) und Guarkernmehl (E 412) begünstigen eventuell die Entstehung von Allergien und lösen selbst allergische Reaktionen aus. Beide sind unter anderem zugelassen für Backwaren, Konfitüre, Marmelade und Gelee, Obst- und Gemüsekonserven (Johannisbrotkernmehl vor allem bei Kastanien), Speiseeis und Milchmischgetränke. Guarkernmehl findet sich zudem in Suppen und Saucen.
Möglicherweise bestehen Kreuzreaktionen bei Allergie gegen Soja.

Pseudoallergene Reaktionen können des Weiteren ausgelöst werden durch

- Carrageen (E 407) in Trockenmilch und Dickmilcherzeugnissen, wärmebehandelter Sahne, Dessertpulver, Eiscreme, Ketchup, Saucen und Süßigkeiten.
- Gummi arabicum (E 414) – unter anderem zugelassen für Süßwaren, Bier, Tortenguss, Sahnesteif und Getränkepulver.

Als mögliche Pseudoallergene gelten zudem

- Traganth (E 413), das zum Beispiel in Suppen, Saucen, Mayonnaise, Fertiggerichten, Gebäck, Gebäckfüllungen, Speiseeis, Desserts und als Trägerstoff für andere Zusatzstoffe verwendet wird.
- Glycerin (E 422) – zum Beispiel in Fleischwaren, Kaugummi, Überzügen und Schokoladenerzeugnissen.

Potenziell allergene Verdickungsmittel
- Johannisbrotkernmehl (E 410)
- Guarkernmehl (E 412)

Potenziell pseudoallergene Verdickungsmittel

- Carrageen (E 407)
- Traganth (E 413)
- Gummi arabicum (E 414)
- Glycerin (E 422)

Emulgatoren

Emulgatoren werden lebensmitteltechnologisch eingesetzt, um das Entmischen von öligen und wässrigen Phasen zu verhindern. Man findet sie dementsprechend unter anderem in Backfetten, Margarinen, Back- und Süßwaren. Emulgatoren gelten zwar im Allgemeinen als unbedenklich, dennoch sind einige potenzielle Pseudoallergene.

Potenziell pseudoallergene Emulgatoren

- Polysorbate (E 432 bis 436)
- Ammoniumphosphatide (E 442)
- Phosphate (E 450 bis 452)
- Sorbitanfettsäureester (E 491 bis 495)

Geschmacksverstärker

Glutaminsäure und Glutamate (E 620 bis 625) stehen schon lange im Verdacht, Unverträglichkeiten auszulösen. Sie wurden außerdem lange für das Auftreten des »Chinarestaurant-Syndroms« verantwortlich gemacht: Die Betroffenen leiden nach dem Verzehr von asiatischen, glutamathaltigen Speisen an Kopf- und Gliederschmerzen, Taubheit im Nacken sowie Übelkeit. Nach heutigem Kenntnisstand ist das Chinarestaurant-Syndrom jedoch entweder auf eine Histaminüberempfindlichkeit oder auf das Zusammenwirken von Glutamat und Histamin zurückzuführen. Denn in fermentierten Produkten wie Sojasauce ist auch Histamin enthalten.

Glutamate sind unter anderem zugelassen für Würzmittel, Suppen, Saucen, Fertiggerichte, Fleischprodukte, Gemüseerzeugnisse und Knabberartikel. Um eventuelle Beschwerden zu vermeiden, sollten Sie auf Lebensmittel zurückgreifen, die frei sind von Geschmacksverstärkern, Hefeextrakt und Würze. Da Hefeextrakt und Würze Zutaten sind, ist die

Deklaration »ohne geschmacksverstärkende Zusatzstoffe« zulässig, obwohl beide Glutamat enthalten.

Potenziell pseudoallergene Geschmacksverstärker

- Glutamat, Glutaminsäure, Glutamatsalze (E 620 bis 625)
- Guanylate (E 627 bis 629)
- Inositol und Inosinate (E 630 bis 633)

Süßstoffe

Die natürlichen oder synthetischen Verbindungen von Süßstoffen haben eine wesentlich höhere Süßkraft als Zucker. Sie sind entweder völlig kalorienfrei oder haben zumindest einen im Vergleich zu ihrer Süßkraft minimalen Energiegehalt. Enthält ein Produkt künstliche Süße, muss dies mit dem Hinweis »mit Süßstoff gesüßt« deutlich auf der Verpackung gekennzeichnet sein.

Die Süßstoffe Acesulfam-K (E 950), Aspartam (E 951), Cyclamat (E 952), Saccharin (E 954), Sucralose (E 955), Thaumatin (E 957), Neohesperidin DC (E 959) und Aspartam-Acesulfamsalz (E 962) gelten als unbedenklich. Da jedoch die Deutsche Gesellschaft für Allergologie und klinische Immunologie, der Ärzteverband Deutscher Allergologen und die Gesellschaft für Pädiatrische Allergologie (GPA) in ihren Leitlinien für eine pseudoallergenarme Diät die Verwendung von Süßstoff »verbieten«, sollten Sie vorsichtshalber auch bei Histamin-Intoleranz auf die Verwendung von Süßstoffen verzichten.

Histaminfreisetzung durch Entzündungen

Entzündungsreaktionen, mit denen sich der Körper beispielsweise gegen Krankheitserreger oder Fremdkörper wehrt, treten ein komplexes Zusammenspiel von IgE-Antikörpern und Mastzellen (siehe Seite 17 f.) los. Dabei setzen Letztere neben anderen Entzündungsvermittlern (Substanzen, welche die Entzündung einleiten oder unterhalten) auch Histamin frei.

Garantiert frei von Zusatzstoffen

Nachfolgend finden Sie eine Zusammenstellung verschiedener Lebensmittel, die laut Gesetz keinerlei Zusatzstoffe enthalten dürfen. Weil sie gleichzeitig frei sind von potenziellen natürlichen pseudoallergenen Substanzen, können Sie sie bei einer Ernährungsumstellung bereits in der ersten Behandlungsphase einsetzen (siehe Seite 46 ff.).

- frische Milch und Milchprodukte wie Buttermilch, Crème fraîche, Kefir, Molke, Naturjoghurt, Quark, Sauermilch (immer ohne Früchte) und saure Sahne
- frische Kartoffeln
- frisches Gemüse (verträgliche Sorten siehe Seite 49)
- Getreide(flocken)
- getrocknete Nudeln – nur eifreie Nudeln wählen
- Reis (nicht Schnellkochreis)
- reines Pflanzenöl
- Honig
- Kaffeepulver
- natürliches Mineral- und Quellwasser

Die Liste schließt keineswegs aus, dass auch andere Lebensmittel frei von Zusatzstoffen sein können. Insbesondere für Bioprodukte sind nur wenige Zusatzstoffe zugelassen.

Pseudoallergene der Natur

Die im Folgenden aufgelisteten Lebensmittel sind ebenfalls garantiert frei von Zusatzstoffen, gelten jedoch als natürliche potenzielle Pseudoallergene. Nach der ersten Behandlungsphase können Sie ihre Verträglichkeit testen.

- Sprossen und Keime
- frisches Obst (auf gewachste Äpfel und oberflächenbehandelte Südfrüchte sollten Sie verzichten)
- frische Pilze
- Hülsenfrüchte
- Nüsse und Samen
- Eier

KÖRPERREAKTION INFOLGE DER HISTAMINFREISETZUNG

Wie der Organismus auf die Freisetzung von Histamin reagiert, ist unabhängig davon, ob es sich um eine allergische oder pseudoallergische Reaktion handelt. Wird auf einmal eine große Menge an Histamin freigesetzt, führt das an der entsprechenden Stelle zu unangenehmen Reaktionen: In den äußeren Hautschichten zeigen sich Quaddeln, in den tieferen Schichten Schwellungen. Sind die Schleimhäute der Atemwege betroffen, treten Atemnot und Schluckbeschwerden auf. Im Magen-Darm-Trakt kommt es zu Bauchschmerzen, Übelkeit und Durchfällen.

Hemmung des Histaminabbaus

Einige Medikamentenwirkstoffe sowie das Genussmittel Alkohol beeinträchtigen die Aktivität der Histamin abbauenden Diaminooxidase (DAO). Darüber hinaus bewirken sie auch die Freisetzung von Histamin.

Wechselwirkungen mit Medikamenten

Es gibt eine Reihe an Medikamentenwirkstoffen, die Histamin abbauende Enzyme hemmen und so unweigerlich zu einem Histaminanstieg im Körper führen. Fatalerweise werden einige dieser DAO-hemmenden Medikamente ausgerechnet zur Behandlung solcher Symptome eingesetzt, die durch die Histamin-Intoleranz hervorgerufen werden (zum Beispiel Metoclopramid/Paspertin®-Tropfen gegen Übelkeit und Erbrechen).

Wenn Sie ein Arzneimittel einnehmen müssen, das einen der aufgeführten Wirkstoffe enthält, sollten Sie daher besonders konsequent auf eine histaminarme Ernährungsweise achten, um Beschwerden zu vermeiden. Lassen Sie die Medikamente in keinem Fall einfach weg. Besprechen Sie lieber mögliche Alternativen mit Ihrem Arzt.

Medikamentenwirkstoffe als potenzielle DAO-Hemmer

Medikamenten-wirkstoff	Wirkung als	Produktbeispiele
Acemetacin	Antirheumatikum	Acemetacin STADA®, Acemetadoc®, Acephlogont®, Rantudil®
Acetylcystein	Schleimlöser, Hustenlöser	ACC®, Acemuc®, Aeromuc®, Fluimucil®, Myxofat®, NAC-ratiopharm®, Pulmovent®
Acriflavin	Antiseptikum	Panflavin®
Alcuronium	Muskelrelaxans	Alloferin®
Alprenolol	Betablocker, Blutdrucksenker	Aptin®
Ambroxol	Schleimlöser	AmbroHEXAL®, Ambrobene®, Ambroxol®, Frubizin®, Mucosolvan®, Mucospas®
Amilorid	Kalium sparendes Diuretikum	Amilocomp®, Amiloretik®, Diursan®, Moduretik®
Aminophyllin	Bronchodilatator	Aminophyllin®
Amitriptylin	Antidepressivum	Amineurin®, Saroten®, Syneudon®
Cefotiam	Antibiotikum	Halospor®, Spizef®
Cefuroxim	Antibiotikum	Cefudura®, CefuHEXAL®, CEFURO-PUREN®, Elobact®, Zinnat®
Chinidin	Herzmittel	Chinidin-Duriles
Chloroquin	Antirheumatikum	Resochin®, Nivaquine®
Cimetidin	Ulcusmittel	Cime®, Cimebeta®, CimeHEXAL®, CimLich®, duraH2®, Gastroprotect®, Tagamet®, Zitac®
Clavulansäure	Antibiotikum	Augmentin®, Augmentan®, Clavamox®

Cyclo-phosphamid	Immunsuppressivum	Endoxan®, Cytoxan®, Procytox®, Neosyn®
Diazepam	Tranquilizer	Valium®
Dihydralazin	Antihypertonikum	Depressan®, Nepresol®
Dobutamin	Notfallmedikament	Dobutrex®
Framycetin	Antibiotikum	Leukase N®
Furosemid	Diuretikum	Lasix®
Haloperidol	Neuroleptikum	Haldol®
Isoniazid	Tuberkulosemittel	Isozid®, Tebesium®
Metamizol	Schmerzmittel	Novalgin®, Berlosin®, Metamizol HEXAL®
Metoclopramid	Magen-Darm-Mittel	Paspertin®, MCP-ratiopharm®
Morphin	Schmerzmittel	Capros®, Morphin®, MST®, MSI®, Morphinsulfat-GRY®, Morphin-HCl Krewel®
Pancuronium	Muskelrelaxans	Pancuronium-duplex®, Pavulon®, Pavulon®
Pentamidin	Antiparasitikum	Pentacarinat®
Pethidin	Schmerzmittel	Alodan®, Dolantin®, Pethidin®
Prilocain	Lokalanästhetikum	Xylonest®, Emla® (Creme und Pflaster)
Propafenon	Antiarrhythmikum	Cuxafenon®, Rytmonorm®, RYTMO-PUREN®, Propafenon-ratiopharm®
Theophyllin	Asthmamittel	Euphilin®
Thiopental	Schlafmittel	Pentothal®, Trapanal®
Verapamil	Herz-Kreislauf-Mittel	Isoptin®, Azupamil®, Vera®, Verasal®, Falicard®, Durasoptin®, Veragamma®, Verahexal®

Einige Wirkstoffe, die in Rheumamitteln, Schmerzmitteln und entzündungshemmenden Medikamenten enthalten sind, wirken zudem als Pseudoallergene und können unspezifisch Histamin aus den Mastzellen freisetzen.

Histamin freisetzende Medikamentenwirkstoffe

Medikamenten-wirkstoff	Wirkung als	Produktbeispiele
Acetylsalicyl-säure	Schmerzmittel, Entzündungshemmer	Aspirin®, ASS HEXAL®, Neuralgin®
Diclofenac	Rheumamittel, Schmerzmittel, Entzündungshemmer	Allvoran®, Diclac®, Voltaren®
Flurbiprofen	Rheumamittel, Entzündungshemmer	Ansaid®, Dobendan®, Ocuflur®-Augentropfen
Indometacin	Schmerzmittel, Entzündungshemmer	Amuno®, Indocolir®, Indo-CT®, Indomet®, Indo Top-ratiopharm®-Spray, Mobilat®-Schmerzspray
Ketoprofen	Schmerzmittel, Entzündungshemmer	Effekton® Gel, Gabrilen®, Phardol®, Spondylon®
Meclofenamin-säure	Rheumamittel, Schmerzmittel, Entzündungshemmer	Meclomen®
Mefenamin-säure	Rheumamittel, Schmerzmittel, Entzündungshemmer	Ponstan®, Mefenacid®, Mephadolor®, Parkemed®, Spiralgin®
Naproxen	Rheumamittel, Schmerzmittel, Entzündungshemmer	Dysmenalgit®, Dismenol®, Mobilat®-Schmerztabletten

Histamin hemmende Medikamentenwirkstoffe		
Medikamentenwirkstoff	**Wirkung als**	**Produktbeispiel**
Fenbufen	Rheumamittel	Lederfen®
Ibuprofen	Rheumamittel, Schmerzmittel	ADVEL®, Dolgit®, DOLO-PUREN®, Esprenit®, Fibraflex®, IBU-ratiopharm®
Levamisol	Antiparasitikum	Ergamisol®

Andere Medikamentenwirkstoffe hemmen dagegen die Histaminfreisetzung. Denn diese Histamin-Rezeptorenblocker besetzen die Andockstellen für Histamin, so dass das im Körper vorhandene Histamin sich nicht an die Rezeptoren binden kann und dadurch seine Wirkung nicht entfaltet. Besprechen Sie mit Ihrem Arzt, ob diese Arzneimittel für Ihre Behandlung in Frage kommen könnten.

Wechselwirkungen mit Alkohol

Durch Alkoholgenuss wird die Balance aus Histamin und Histamin abbauenden Enzymen gleich vierfach gestört:

- Alkohol fördert die Aufnahme biogener Amine im Dünndarm.
- Er hemmt die Histamin abbauende DAO.
- Alkoholische Getränke – allen voran Rotwein – enthalten zum Teil große Mengen an Histamin.
- Alkohol ist zudem selbst ein potenzieller Histaminliberator, enthält also Stoffe, die im Körper unspezifisch Histamin freisetzen.

Verzichten Sie daher bei einer bestehenden Histamin-Intoleranz so weit wie möglich auf alkoholische Getränke. Insbesondere zu Beginn der Behandlung und Ernährungsumstellung ist eine völlige Alkoholkarenz wichtig.

Diagnose Histamin-Intoleranz

Zum aktuellen Zeitpunkt gibt es leider noch keine einheitliche Vorgehensweise, um eine Histamin-Intoleranz zu diagnostizieren. Verschiedene Bluttests dienen der Bestimmung der Histaminkonzentration, der Diaminooxidase-Aktivität und des Vitamin-B_6- und Vitamin-C-Spiegels, die bei Betroffenen häufig erniedrigt sind. Doch die Testergebnisse können lediglich Anhaltspunkte liefern, weil sie bislang nicht standardisiert sind. Vor allem eine alleinige Untersuchung des Histamingehalts im Blut hat so gut wie keine Aussagekraft. Zum einen schwankt die Konzentration im Blut ständig, zum anderen muss sie selbst bei einer bestehenden Histamin-Intoleranz nicht zwingend erhöht sein. Dementsprechend lässt sich auch bei einem unauffälligen Ergebnis eine Unverträglichkeit nicht sicher ausschließen.

Vor Behandlungsbeginn

Die Anamnese, also das ausführliche Gespräch zur Vorgeschichte des Betroffenen, steht am Anfang der Therapie. Sie erlaubt erste Hinweise darauf, ob eine Pseudoallergie vorliegt. Erfragt werden dazu die Symptome sowie mögliche Auslöser; benötigt werden auch Informationen zu eingenommenen Medikamenten (siehe Seite 29 ff.) und individuellem Alkoholkonsum, weil beides den Histaminstoffwechsel beeinflussen kann. Je genauer Sie also Ihre Beschwerden beschreiben können (wo genau diese im Körper auftreten und wann) und je präziser Sie berichten, was Sie zuvor gegessen und getrunken haben und mit welchen Medikamenten Sie behandelt werden, desto deutlicher wird das Gesamtbild für Ihren Gesprächspartner.

Um sich auf das Anamnesegespräch vorzubereiten, hilft es, die persönlichen Beschwerden sowie die individuelle Verträglichkeit verschiedener Lebensmittel möglichst genau zu beobachten. Der Fragebogen ab Seite 36 hilft Ihnen dabei. Er will und kann jedoch nicht den Arztbesuch ersetzen.

Ausschluss anderer Erkrankungen und Unverträglichkeiten

Im Anschluss an die Anamnese wird der Arzt Erkrankungen und Nahrungsmittelunverträglichkeiten ausschließen, die ähnliche Beschwerden wie eine Histamin-Intoleranz auslösen können. Der Schwerpunkt der Untersuchungen richtet sich dabei auf diejenigen Organsysteme, die typischerweise mit einer Histaminunverträglichkeit in Verbindung gebracht werden können: Haut, Herz-Kreislauf-System, Atemwege sowie Entgiftungsorgane des Körpers (wie Leber, Nieren und Darm).

Eine Hemmung der Aktivität des Enzyms DAO kann auch indirekt durch Erkrankungen des Dünndarms bedingt sein. Im Zusammenhang mit Darmerkrankungen müssen deshalb neben akuten Infektionen besonders chronisch entzündliche Darmerkrankungen (CED) ausgeschlossen werden. Ebenso muss sicher sein, dass nicht andere Unverträglichkeiten wie Laktose-Intoleranz (Milchzuckerunverträglichkeit), Fruktose-Malabsorption (Fruchtzuckerunverträglichkeit) oder Zöliakie (Glutenunverträglichkeit) für die Beschwerden verantwortlich sind (siehe auch Seite 12 f.). Nach Absprache mit dem behandelnden Arzt kann auch der Ausschluss einer Nahrungsmittelallergie mit Bestimmung der IgE-Antikörper sinnvoll sein.

KOSTEN DER UNTERSUCHUNGEN

Die Laborkosten zur Bestimmung der Diaminooxidase-Aktivität und der Histamin-Konzentration (etwa 20 Euro) werden nicht von den gesetzlichen Krankenkassen übernommen.

Fragebogen zur Histamin-Intoleranz

Teil 1: Welche der folgenden Symptome beobachten Sie bei sich? Kreuzen Sie Ihre Beschwerden an.

Beschwerden	Häufig	Selten	Nie
Kopfschmerzen			
Migräne			
Schwindelgefühl			
Schnupfen			
Laufende Nase			
Verstopfte Nase			
Husten			
Asthmatische Beschwerden			
Herzrhythmusstörungen			
Herzrasen			
Niedriger Blutdruck			
Übelkeit			
Erbrechen			
Bauchschmerzen			
Blähungen			
Durchfälle			
Hautausschläge			
Hautquaddeln			
Hautrötungen			
Juckreiz der Haut			
Menstruationsbeschwerden			
Andere:			
Andere:			

Teil 2: Wie vertragen Sie die aufgeführten Nahrungsmittel und Zusatzstoffe?

Lebensmittel	Vertrage ich gut	Vertrage ich nicht	Weiß nicht
Sauerkraut			
Tomaten			
Sojasauce			
Essig			
Frischkäse			
Junger Gouda			
Mittelalter Gouda			
Schimmelkäse			
Fisch			
Meeresfrüchte			
Fleisch			
Schweinefleisch			
Wurst			
Schinken, geräuchert			
Schokolade/Kakao			
Bier			
Rotwein			
Weißwein			
Lebensmittel mit künstlichen Farbstoffen			
– mit Benzoesäure			
– mit Verdickungsmitteln			
– mit Geschmacksverstärkern			
Andere: ...			

Die Eliminationsdiät

Für eine verlässliche Diagnose ist im Anschluss an Anamnese und Untersuchungen eine Histamin-Eliminationsdiät nötig. Sie ist zugleich der Start für die weitere Behandlung.

Gehen Sie auf Nummer sicher

Da Pflanzen, Tiere und Mikroorganismen gleichermaßen Histamin produzieren können, gibt es kein Lebensmittel, das völlig frei von diesem Stoff ist. Eine Histamin-Eliminationsdiät ist deshalb nicht histaminfrei, sondern strebt an, möglichst histaminarm zu sein. Dazu müssen Sie zunächst sämtliche Lebensmittel und Getränke meiden, die reich an Histamin oder anderen biogenen Aminen sind (siehe Seite 65 ff.). Zusätzlich sollten Sie auch diejenigen Lebensmittel und Zusatzstoffe vom Speiseplan streichen, die unspezifisch Histamin freisetzen können (Histaminliberatoren, siehe Seite 9). Verzichten Sie außerdem konsequent auf alkoholische Getränke. Dasselbe gilt für alle fertig zubereiteten Lebensmittel, Speisen, Fertig- und Halbfertigprodukte. Vermeiden Sie für die Zeit der Diät auch Kantinen- und Restaurantbesuche.

Um objektive Ergebnisse zu erreichen, sollte die Eliminationsdiät mindestens vier Wochen andauern. Besteht tatsächlich eine Histamin-Intoleranz, bessern sich die Beschwerden durch die konsequente Einhaltung der Diät meist schon nach wenigen Tagen deutlich. Oft ist es hilfreich, sich während der Diät von einem erfahrenen Ernährungstherapeuten unterstützen zu lassen. Hilfestellung bietet auch der Beispieltagesplan auf Seite 52 f. Ganz wichtig: Führen Sie auf jeden Fall ein kombiniertes Ess-, Trink und Beschwerdetagebuch (siehe Seite 84 f.). Für die abschließende Abklärung einer Pseudoallergie kann nach Absprache mit dem behandelnden Arzt ein Provokationstest erfolgen – eine ausschließlich ärztliche Aufgabe, da eine engmaschige Kontrolle über 16 bis 24 Stunden nötig ist.

Therapiemöglichkeiten bei Histamin-Intoleranz

Noch einmal zurück zum Grundproblem der Histamin-Intoleranz: Die Beschwerden entstehen infolge eines Ungleichgewichts aus Histamin und Histamin abbauenden Enzymen. Dementsprechend ist die Behandlung auf Maßnahmen gerichtet, die geeignet sind, ein solches Ungleichgewicht zu vermeiden.

Die wichtigsten Mittel einer erfolgreichen Behandlung der Histamin-Intoleranz sind:

- Vermeiden Sie direkte Histaminbelastung, indem Sie histaminreiche Lebensmittel möglichst konsequent vom Speiseplan streichen und stattdessen eine histaminarme Ernährungsweise einhalten. Bevorzugen Sie dafür frische, kurz gelagerte Lebensmittel.
- Vermeiden Sie indirekte Histaminbelastung, indem Sie Histaminliberatoren so weit es geht eliminieren. Drosseln Sie, wo immer es Ihnen möglich ist, die Aufnahme von pseudoallergenen Lebensmitteln, Inhaltsstoffen und Lebensmittelzusatzstoffen, die Histamin freisetzen können (siehe Seite 20 ff.).
- Vermeiden Sie eine Enzymhemmung, indem Sie auf alkoholische Getränke verzichten.
- Testen Sie DAO-Enzympräparate auf ihre individuelle Wirksamkeit (siehe Seite 44 f.).
- Vermeiden Sie nach Absprache mit Ihrem behandelnden Arzt Medikamente, die Histamin freisetzen und/oder die DAO hemmen (siehe Seite 29 ff.), und besprechen Sie mögliche Alternativen.
- Nehmen Sie bei Bedarf vor dem Essen Antihistaminika ein, um Beschwerden vorzubeugen (s. Seite 45 und 63 f.).
- Sorgen Sie mit einer gesunden und abwechslungsreichen Ernährungsweise für die ausreichende Versorgung mit lebenswichtigen Nährstoffen. Nehmen Sie – falls erforderlich – nach Absprache mit dem Arzt Vitamin B_6, Vitamin C, Folsäure, Kupfer und Zink ein (siehe Seite 80 f.).

Direkte Histaminbelastung vermeiden

Wie Sie bereits gelesen haben, ist es nicht möglich, biogene Amine völlig aus dem täglichen Lebensmittelangebot zu streichen. Aber dies will und kann eine Ernährungstherapie auch gar nicht erreichen.

Um die Histaminbelastung weitmöglichst zu reduzieren ist es jedoch nötig, histaminreiche Lebensmittel zu vermeiden und histaminarmen den Vorzug zu geben. Sie können dies erreichen, indem Sie zu Nahrungsmitteln greifen, die möglichst frisch, nicht gereift, nicht fermentiert sind und nur kurz sowie bei niedrigen Temperaturen gelagert wurden. Weil auch Mikroorganismen die Fähigkeit besitzen, die Aminosäure Histidin durch Abspaltung der Säuregruppe in das biogene Amin Histamin umzuwandeln, ist vor allem bei Lebensmitteln mit hohem Histidingehalt Vorsicht geboten. Lagern Sie diese besonders kühl und verzehren Sie sie so frisch wie irgend möglich. Zu Beginn der Behandlung einer Histamin-Intoleranz empfiehlt es sich sogar, Lebensmittel mit hohem Histidingehalt ganz wegzulassen. Hohe Konzentrationen an Histidin haben

- Fische, besonders Makrele (840 mg Histidin/100 g) und Thunfisch (1090 mg Histidin/100 g),
- Geflügel, besonders Putenbrust (840 mg Histidin/100 g)
- Schweinefleisch (800 bis 1000 mg Histidin/100 g).

In einigen Fällen können bereits Einzeldosen von 75 mg Histamin sofort oder mit etwas Verzögerung unerwünschte Symptome auslösen. Durch falsch gelagerte oder überla-

W WICHTIG

Höhere Histamin-Konzentrationen sind für alle Menschen giftig – auch wenn keine Unverträglichkeit besteht. Mittlere Vergiftungen werden durch 100 mg, schwere Vergiftungen durch 1000 mg Histamin ausgelöst. Histaminvergiftungen äußern sich mit Magenschmerzen, Übelkeit und Erbrechen, teilweise auch mit Kopfschmerzen.

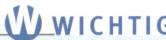 **WICHTIG**

Mit Erreichen der Beschwerdefreiheit können Sie Schritt für Schritt testen, welche der potenziellen Histaminliberatoren für Sie persönlich verträglich sind. Testen Sie immer nur ein zusätzliches Lebensmittel beziehungsweise einen Lebensmittelzusatzstoff im Zwei-Tage-Rhythmus. Starten Sie mit Lebensmitteln, von denen Sie annehmen, dass Sie sie vor der Eliminationsdiät vertragen haben. Beginnen Sie dabei mit denjenigen, die Sie am meisten vermissen.

gerte Fische, Geflügel und Schweinefleisch können leicht toxische Konzentrationen erreicht werden.

Indirekte Histaminbelastungen vermeiden

Es gibt Lebensmittel, die neben Histamin auch eine höhere Konzentration anderer biogener Amine enthalten, beispielsweise Tyramin. Sie konkurrieren mit dem Histamin um die Abbau-Enzyme und können auf diesem Wege indirekt zu einer Histaminbelastung führen. Vermeiden Sie deshalb Lebensmittel mit hohen Gehalten anderer biogener Amine (siehe Seite 66 ff.).
Neben den biogenen Aminen sind eine Reihe von Lebensmitteln sowie Lebensmittelinhalts- und -zusatzstoffen bekannt, die als Pseudoallergene wirken und im Organismus ebenfalls unspezifisch Histamin freisetzen können. Je konsequenter sie vom Speiseplan gestrichen werden, umso erfolgreicher wird die Behandlung der Histamin-Intoleranz verlaufen.

Potenzielle Pseudoallergene

Auf den nächsten Seiten werden die wichtigsten potenziellen Pseudoallergene aufgelistet. Über den Salicylatgehalt ausgewählter Nahrungsmittel, Gewürze und Getränke informiert die Tabelle ab Seite 72 ff.

Potenziell pseudoallergene Lebensmittel

- Alkoholische Getränke
- Buchweizen
- Tomaten
- Obstsorten wie Mango, Papaya und salicylatreiche Früchte wie Zitrusfrüchte, Beerenfrüchte und Exoten
- Ölfrüchte wie Erdnüsse, Sonnenblumen- und Kürbiskerne
- Nüsse (vor allem ranzige)
- Salicylatreiche Gewürze und Kräuter wie Currypulver, scharfes Paprikapulver und Thymian
- Kakao und Schokolade
- Eiklar
- Schweinefleisch
- Schalen- und Krustentiere
- Essig
- Senf

Potenziell pseudoallergene Lebensmittelzusatzstoffe

- Azofarbstoffe: Tartrazin (E 102), Gelborange S (E 110), Azorubin (E 122), Amaranth (E 123), Cochenillerot A (E 124), Allurarot AC (E 129), Brillantschwarz FCF (E 151), Litholrubin (E 180), Braun FK (E 154), Braun HAT (E 155)
- Künstliche Farbstoffe: E 104 Chinolingelb, Erythrosin (E 127), Patentblau V (E 131), Indigotin I (E 132), Säurebrillantgrün BS (E 142), Brillantblau (E 133)
- Natürliche Farbstoffe: Echtes Karmin aus Scharlach-Schildlausweibchen (E 120), durch Kurkumin (E 100) sind bei Veranlagung allergische Reaktionen möglich
- Konservierungsstoffe: Sorbinsäure und Sorbate (E 200 bis 203), Benzoesäure und Benzoate (E 210 bis 213), Parabene (E 214 bis 219), Schwefeldioxid und Sulfite (E 220 bis 228), Nisin (E 234)
- Oberflächenbehandlungsmittel: Thiabendazol
- Antioxidanzien: Gallate (E 310 bis 312), Butylhydroxyanisol/BHA (E 320), Butylhydroxytoluol/BHT (E 321)
- Verdickungsmittel: Carrageen (E 407), Traganth (E 413), Gummi arabicum (E 414), Glycerin (E 422)
- Emulgatoren: Polysorbate (E 432 bis 436), Ammoniumphosphatide (E 442), Phosphate (E 450 bis 452), Sorbitanfettsäureester (E 491 bis 495)

- Geschmacksverstärker: Glutamate und Glutaminsäure
  (E 620 bis 625) wirken womöglich nur in Kombination
  mit Histamin oder anderen Pseudoallergenen; Guanylate (E 627 bis 629), Inositol und Inosinate (E 630 bis
  633).

Potenziell pseudoallergene Medikamentenwirkstoffe
Eine umfassende Übersicht der verdächtigen Medikamente
finden Sie auf Seite 30 ff. Von diesen werden besonders
Medikamente mit Acetylsalicylsäure (Aspirin®) häufig zur
Selbstmedikation von Schmerzen eingesetzt. Gerade in der
ersten Behandlungsphase sollten Sie diese vermeiden.

Enzymhemmung vermeiden

Beschwerden infolge einer Histamin-Intoleranz können
auch dann auftreten, wenn die Aktivität der Histamin abbauenden Enzyme beeinträchtigt ist.
Faktoren, die die Aktivität der Diaminooxidase (DAO)
hemmen können, sind

- Alkoholkonsum
- bestimmte Medikamente (siehe Seite 29 ff.)
- Mangel an Vitaminen und Spurenelementen
- Erkrankungen des Magen-Darm-Trakts
- unbehandelte Laktose-Intoleranz, Fruktose-Malabsorption oder unbehandelte Zöliakie (siehe Seite 12 f.)

Alkohol

Gerade der Verzicht auf alkoholische Getränke ist in der
ersten Behandlungsphase wichtig, wollen Sie den Erfolg,
den das Weglassen von histaminreichen und Histamin freisetzenden Lebensmitteln verspricht, nicht gleich wieder
zunichte machen. Ebenso wichtig ist eine konsequente
Alkoholkarenz in solchen Phasen, in denen Sie die Verträglichkeit von bestimmten Lebensmitteln oder potenziellen
Pseudoallergenen testen möchten. Nur so ist eine sichere
Beurteilung garantiert.

Medikamente

Wenn Sie Arzneimittel einnehmen müssen, die die DAO-Aktivität hemmen, dürfen Sie die Behandlung nicht einfach eigenmächtig unterbrechen. Sprechen Sie mit dem behandelnden Arzt darüber, welche Alternativen es gibt.

Vitamine und Spurenelemente

Um einwandfrei funktionieren zu können, brauchen diejenigen Enzymsysteme, die biogene Amine abbauen, verschiedene Vitamine und Spurenelemente. Vitamin B_6 ist Cofaktor bei der Bildung des DAO-Moleküls. Zudem wird Histamin schneller abgebaut, wenn ausreichend Vitamin C vorhanden ist. Die Freisetzung von Histamin kann durch Zink möglicherweise gehemmt werden. Folsäure wird für das Zellwachstum und damit für die Bildung intakter, funktionsfähiger Zellen benötigt. Symptome eines Folsäuremangels zeigen sich besonders an den sich schnell erneuernden Schleimhäuten von Mund und Magen-Darm-Trakt, zum Beispiel durch Geschwüre im Mund, Bauchschmerzen, Übelkeit oder Durchfall. Doch nur eine funktionierende Dünndarmschleimhaut ist in der Lage, ausreichend DAO herzustellen. Mit einer gesunden und abwechslungsreichen Ernährungsweise können Sie einer Beeinträchtigung des Histaminabbaus entgegenwirken (siehe auch Seite 76 ff.). Wenn es nötig sein sollte, können Sie nach Absprache mit dem behandelnden Arzt zusätzlich Vitamin B_6, Vitamin C, Folsäure, Kupfer und Zink einnehmen.

Erkrankungen des Magen-Darm-Trakts

Ist der Magen-Darm-Trakt erkrankt oder besteht eine Intoleranz gegen andere Nahrungsbestandteile, ist in vielen Fällen die Dünndarmschleimhaut durch entzündliche Prozesse in Mitleidenschaft gezogen. Weil die Dünndarm-DAO gerade in diesen Zellen gebildet wird, kann vorübergehend Mangel an DAO entstehen. Eine konsequente Behandlung der Magen-Darm-Erkrankung sorgt dafür, dass wieder ausreichend DAO gebildet werden kann.

TESTEN SIE EIN DAO-ENZYMPRÄPARAT

Verursachen ein Mangel an Dünndarm-DAO oder eine unzureichende Enzymaktivität die Histamin-Intoleranz, kann ein DAO-Enzympräparat hilfreich sein. Das Nahrungsergänzungsmittel ist freiverkäuflich in Apotheken oder über Internetversand erhältlich. Nach unverbindlicher Preisempfehlung der Hersteller liegen die Kosten etwa zwischen 10 Euro für 10 Kapseln und 50 Euro für 60 Kapseln.

Gegen Beschwerden aufgrund pseudoallergener Histaminfreisetzung helfen DAO-Enzympräparate nicht. Ein Selbsttest liefert Aufschluss über die individuelle Wirksamkeit. Dafür nehmen Sie ein bis zwei Kapseln mit etwas Flüssigkeit unmittelbar vor einer histaminhaltigen Mahlzeit ein. Kapselinhalt als Ganzes schlucken und nicht zerkauen.

Antihistaminika

Im Alltag treten immer wieder Situationen auf, in denen Sie nicht sicher sein können, ob das Essen histaminarm ist und keine Pseudoallergene enthält. In so einem Fall besteht die Möglichkeit, vor dem Essen spezielle Präparate (Antihistamine) einzunehmen, die die Histaminrezeptoren blockieren und so mögliche Beschwerden verhindern.

Die Wahl des passenden Antihistamins richtet sich danach, welche Beschwerden individuell auftreten. Besprechen Sie mit dem behandelnden Arzt, ob eher H_1- oder H_2-Rezeptor-Blocker für Sie infrage kommen (siehe Seite 63). Einige Histaminrezeptorblocker sind rezeptfrei in Apotheken erhältlich, andere sind verschreibungspflichtig.

Die älteren H_1-Antihistamine (erste Generation) konnten in erheblichem Maße die Blut-Hirn-Schranke passieren und zusätzlich zentrale H_1-Rezeptoren blockieren. Dadurch machten sie müde und beeinträchtigten die Reaktionsfähigkeit. Diese nachteiligen Nebenwirkungen treten bei den neueren H_1-Antihistaminen kaum noch auf.

Das Drei-Phasen-Programm

Die Behandlung der Histamin-Intoleranz benötigt, wie Sie gerade gelesen haben, Zeit und Ausdauer. Zwar machen sich schon bei der Eliminationsdiät schnell die ersten Verbesserungen bemerkbar, bis jedoch eine wesentliche Beschwerdefreiheit erreicht ist, vergehen mehrere Monate. Die Therapie erfolgt dabei in drei Phasen.

Phase 1: Konsequenter Verzicht

Der erste Schritt sollte sich über einen Zeitraum von vier bis sechs Wochen erstrecken. Starten Sie konsequent mit diesen Maßnahmen:

- Essen und trinken Sie gezielt histaminarm. Wählen Sie dafür ausschließlich frische Lebensmittel, die nur kurz gelagert wurden. Greifen Sie zu ungereiften oder nur kurz gereiften Lebensmitteln.
- Verzichten Sie unbedingt auf Alkohol sowie auf aktives und passives Rauchen.
- Meiden Sie fermentierte Produkte wie Sauerkraut sowie asiatische Fermentationsprodukte wie Sojasauce, Sojabohnenpaste und Miso.
- Streichen Sie Lebensmittel mit höherem Gehalt an anderen biogenen Aminen vom Speiseplan.
- Meiden Sie Lebensmittel mit hohen Konzentrationen der Aminosäure Histidin, die durch Einwirkung von Mikroorganismen in Histamin umgewandelt werden kann. Verlassen Sie sich auf Ihre Nase! Kaufen und essen Sie insbesondere Fisch, Meeresfrüchte und Fleisch nur ganz frisch und verzichten Sie unbedingt darauf, wenn sie unangenehm riechen.

- Verzehren Sie konsequent keine Histamin freisetzenden Lebensmittel (siehe Seite 14 ff. und 66 ff.).
- Achten Sie auf Lebensmittelzusatzstoffe, die unspezifisch Histamin freisetzen können. Wählen Sie stattdessen möglichst unverarbeitete Lebensmittel.
- Lassen Sie Tiefkühlware, die Sie nicht gefroren weiterverarbeiten können, im Kühlschrank auftauen.
- Verzichten Sie – wenn möglich und nur nach Absprache mit Ihrem Arzt – auf Medikamente, die DAO hemmen oder Histamin freisetzen (siehe Seite 29 ff.).

Die pseudoallergenarme Basisernährung

Um Schritt für Schritt zur Beschwerdefreiheit zu gelangen, hat sich für die erste Phase der Behandlung die pseudoallergenarme Basisernährung bewährt. Auch wenn sie erhebliche Einschränkungen in der Lebensmittelauswahl mit sich bringt, lässt sie sich doch im Arbeitsalltag umsetzen. Sich vier Wochen oder länger bei der Lebensmittelauswahl stark einzuschränken und regelmäßig Zeit zu investieren, um ein Beschwerdetagebuch zu führen: Das klingt erst einmal nach viel Mühe. Doch was sind objektiv betrachtet schon 28 bis 42 von 365 Tagen im Jahr – noch dazu bei einer relativ sicheren, wenn auch nicht 100-prozentigen Aussicht auf Beschwerdefreiheit.

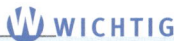 **WICHTIG**

Ziehen Sie keine voreiligen Schlüsse aus Ihren Beobachtungen. Wenn Sie beispielsweise nach dem Genuss einer Scheibe Brot Beschwerden haben, muss das nicht unbedingt am Getreide liegen. Die Ursache könnten ebenso gut auch die Hefe, weitere Inhaltsstoffe oder ein Zusatzstoff sein. Legen Sie für eine bessere Übersicht unbedingt eine Liste »gut verträgliche Lebensmittel« und »nicht verträgliche Lebensmittel« an (siehe Seite 86 ff.).

Lebensmittelauswahl bei pseudoallergenarmer Basisernährung

Die nun folgende Auswahl pseudoallergenarmer Lebensmittel soll Ihnen bei der Zusammenstellung Ihres individuellen Basisplans helfen. Die Zeichen bedeuten

➕ verträgliche Lebensmittel.

➖ in dieser Behandlungsphase konsequent meiden.

Getreide, Getreideprodukte, Getreideähnliche

Falls Ihnen der Verkäufer keine entsprechende Auflistung zeigen kann, greifen Sie lieber auf abgepackte Brote zurück. Auch wichtig: Falls Sie – unabhängig von der Histamin-Intoleranz – bestimmte Getreidesorten nicht vertragen, lassen Sie auch diese weg.

➕ Getreide, Grieß, Grütze, Flocken, Mehl, Stärke, Brot, Brötchen und Knäckebrot ohne Zusatzstoffe, Hartweizengrießnudeln ohne Ei, Reis und Reiswaffeln (ohne weitere Zutaten oder mit Salz als Zutat).

➖ Buchweizen und Buchweizenprodukte, alle übrigen Getreideprodukte, wie aromatisierte Nudeln, Eiernudeln, Instantnudelgerichte und Ähnliche, Instantreisgerichte und Ähnliche, Kekse, Kuchen und Müslimischungen

Kartoffeln und Kartoffelprodukte

Selbstmachen lohnt sich, denn so können Sie sicher sein, dass Püree, Klöße und Co nur verträgliche Zutaten enthalten. In fertigen und halbfertigen Kartoffelprodukten können unerwünschte Zusatzstoffe stecken.

➕ Kartoffeln sowie alle selbst hergestellten Kartoffelprodukte, die verträgliche Zutaten enthalten

➖ alle übrigen

Gemüse und Gemüseprodukte

➕ alle frischen und TK-Gemüse ohne Zusatzstoffe, die als verträglich gelten, wie Aubergine, junge grüne Bohnen, Eisbergsalat, Endivie, Feldsalat, Fenchel, Gurke, Kürbis, Mangold, Möhren, Staudensellerie und Zucchini

➖ Artischocke, Erbsen, Hülsenfrüchte, Kohl, Knollensellerie, Lauch, Paprika, Pilze, Oliven, Pastinaken, Rhabarber, Schwarzwurzeln, Spargel, Spinat, Tomaten und Tomatenprodukte, Topinambur und Zwiebeln

Obst

Obst ist wegen des Gehalts an Fruchtzucker – zumindest in der Anfangsphase der Behandlung – häufig schlecht verträglich. Zusätzlich enthalten viele Früchte Salicylate, die pseudoallergen wirken können.

➕ keines

➖ alle Sorten, auch Fruchtsäfte und Trockenfrüchte

Milchprodukte

Je frischer ein Milchprodukt, desto niedriger ist sein Gehalt an Histamin. Greifen Sie nur zu Naturprodukten ohne weitere Zusätze oder Aromen. Wichtig: Falls eine Laktose-Intoleranz oder der Verdacht darauf besteht, sollen die erlaubten Milchprodukte unbedingt laktosefrei sein.

➕ Frischmilch, Buttermilch, Naturjoghurt, Naturkefir, frische Sahne ohne Verdickungsmittel Carrageen (E 407), Frischkäse (ungewürzt), Quark und junger Gouda (in kleinen Mengen)

➖ alle anderen, besonders Sauermilchprodukte mit Frucht- und Aromazusätzen sowie länger gereifte Käsesorten

Tierische Nahrungsmittel

Besonders Schweinefleisch, Fisch und Meerestiere weisen hohe Konzentrationen der Aminosäure Histidin auf. Sie sind daher durch mikrobielle Histaminbildung gefährdet und sollten besonders in der ersten Behandlungsphase vermieden werden. Eiklar ist ein potenzielles Pseudoallergen und damit auch das ganze Ei und alle eihaltigen Produkte. Küchentipp: Da Sie in der ersten Behandlungsphase außer Salz und Schnittlauch keine Gewürze und Kräuter verwenden sollten, garen Sie Fleisch am besten auf Niedrigtemperatur im Ofen. Bei dieser Methode entfalten sich die Aromen besonders gut und heben so den Geschmack.

➕ Frisches Fleisch, mit verträglichen Zutaten selbst hergestellter Bratenaufschnitt (zum Beispiel Roastbeef und Geflügelbrust)

➖ Schweinefleisch, Fisch, Meerestiere, Eier (besonders Eiklar) sowie alle verarbeiteten tierischen Nahrungsmittel

Fette, Öle, Nüsse, Samen

➕ Butter, kaltgepresste Pflanzenöle zum Braten (zum Beispiel Olivenöl)

➖ alle übrigen wie Fette, Margarine und Mayonnaise, Nüsse, Mandeln, Samen und Kerne

Gewürze

Gewürze und Kräuter weisen zum Teil einen hohen Gehalt an Salicylaten auf, die pseudoallergen wirken können. Auch Essig und Senf sind potenzielle Pseudoallergene.

➕ Salz, Schnittlauch

➖ alle übrigen Gewürze und Kräuter, Knoblauch, Essig, Senf sowie sonstige Zutaten für Salatsaucen

Süßigkeiten

Süßes enthält fast ausnahmslos unzählige Zusatzstoffe und Pseudoallergene. Auf der sicheren Seite sind Sie daher nur, wenn Sie selbst backen – und zwar ohne Ei (potenzielles Pseudoallergen). Für verträgliches Mürbeteiggebäck zum Beispiel verkneten Sie mit kalten Händen 400 g Mehl, 1 Prise Salz, 100 g Zucker und 200 g Butter. Bei Bedarf etwas kaltes Wasser zugeben und den Teig 30 Minuten im Kühlschrank rasten lassen. Für salziges Gebäck lassen Sie den Zucker einfach weg.

➕ Zucker, mit erlaubten Zutaten selbst Gebackenes

➖ alle Süßigkeiten (auch Kaugummi) sowie sämtliche Zuckeraustauschstoffe und Süßstoffe

Getränke

Ein empfindlicher Darm reagiert auf Kohlensäure häufig mit Beschwerden. Trinken Sie daher besser stilles Mineralwasser oder Leitungswasser. Wenn Sie sehr empfindlich auf Salicylate reagieren (zum Beispiel kein Aspirin vertragen), sollten Sie auf Schwarztee verzichten.

➕ Wasser, stilles Mineralwasser, Kaffee, schwarzer Tee (ohne weitere Aromen)

➖ alle übrigen Getränke, auch Kräutertees und besonders alkoholische Getränke (DAO-hemmend)

Brotbelag

➕ Butter, Frischkäse, Quark, kleine Mengen junger Gouda, verträgliche Gemüse in Scheiben (zum Beispiel Gurke), selbst gemachter Bratenaufschnitt aus Geflügel oder Rind, Honig, Zucker

➖ alle nicht genannten Brotbeläge

Speiseplan für die Basisernährung

Um Ihnen die Gestaltung Ihres Essensplans für die erste Behandlungsphase zu erleichtern, finden Sie nachfolgend eine beispielhafte Zusammenstellung.

Frühstück

Für ein süßes Frühstück greifen Sie zu

- 1–2 Scheiben Brot oder 1–2 Brötchen ohne Zusatzstoffe,
- Butter oder Frischkäse,
- ein wenig Honig,
- 1 kleinen Becher Naturjoghurt (eventuell mit wenig Traubenzucker, Zucker oder Honig gesüßt).

Wer lieber ein Müsli mag, mischt dieses aus

- 1 kleinen Naturjoghurt oder 1 Tasse frischer Milch (bei Laktoseintoleranz laktosefrei),
- 2 EL Getreideflocken,
- eventuell wenig Traubenzucker, Zucker oder Honig.

Für ein herzhaftes Frühstück wählen Sie

- 1–2 Scheiben Brot oder 1–2 Brötchen ohne Zusatzstoffe,
- Butter oder Frischkäse mit Schnittlauch,
- eine dünne Scheibe jungen Gouda,
- selbst hergestellten Bratenaufschnitt aus Kalbfleisch, Rindfleisch oder Geflügel (kein Schwein),
- Gurke, Möhren und/oder Radieschen.

Dazu: Kaffee oder Tee und/oder stilles Mineralwasser.

WICHTIG

Symptome der Histamin-Intoleranz müssen nicht immer direkt nach dem Essen auftreten. Die Reaktion kann sich auch um bis zu drei Stunden verzögern. Wenn der Abstand zwischen zwei Mahlzeiten zu kurz ist, lassen sich daher mögliche Zeichen einer Unverträglichkeit nicht sicher bestimmten Lebensmitteln zuordnen. Essen Sie deshalb – wenn möglich – nur drei Hauptmahlzeiten und halten Sie zwischen den Mahlzeiten vierstündige Essenspausen ein.

Hauptmahlzeiten

Je nachdem, wie es Ihr Tagesablauf erlaubt, können Sie mittags oder abends eine warme Mahlzeit essen. Für unterwegs empfiehlt sich eine kalte Brotzeit.

Ein warmes Essen setzt sich beispielsweise aus folgenden Bestandteilen zusammen:

- 3–4 Kartoffeln oder 60–75 g Reis oder 60–75 g Nudeln ohne Ei,
- dazu 1 Portion (200 g) verträgliche Gemüsesorten (siehe Seite 49) in 1 EL Olivenöl gedünstet, mit etwas Salz abgeschmeckt und eventuell mit Schnittlauchröllchen verfeinert. Falls Sie sehr empfindlich sind, empfiehlt es sich, nur die halbe Portion Gemüse zu essen (100 g),
- dazu eine kleine Portion frisches, mageres Fleisch (Kalb, Lamm, Rind, Geflügel oder Wild; kein Schweinefleisch), ebenfalls in 1 EL Olivenöl sanft gebraten,
- stilles Mineralwasser.

Eine deftige Brotzeit ergeben

- 1–2 Scheiben Brot oder 1–2 Brötchen ohne Zusatzstoffe,
- Butter oder Frischkäse mit Schnittlauch,
- eine dünne Scheibe junger Gouda,
- selbst hergestellter Bratenaufschnitt aus Kalbfleisch, Rindfleisch oder Geflügel (kein Schwein),
- Salat aus Blattsalaten, Gurke, Möhren und Staudensellerie mit Rapsöl und etwas Salz angemacht – oder eine Portion Antipasti aus verträglichen Gemüsen wie Möhren und Zucchini, die in Öl gedünstet und mit einer Prise Salz abgeschmeckt werden,
- Kaffee, Tee und/oder stilles Mineralwasser.

GEGEN DEN KLEINEN HUNGER

Hunger zwischendurch ist oft nur ein Symptom von Durst. Wenn Sie zwischen zwei Mahlzeiten Appetit verspüren, trinken Sie daher erst einmal langsam ein großes Glas Leitungswasser oder stilles Mineralwasser.

Pseudoallergenarme Rezeptideen

Die pseudoallergenarme Basisernährung erlaubt trotz Einschränkung eine Menge schmackhafter Gerichte. Hier finden Sie einige Anregungen für die verträgliche Basisküche. Die Mengen sind, falls nicht anders angegeben, jeweils für 1 Portion berechnet.

Gemüsetürmchen mit Mozzarella

ZUTATEN: *4 Auberginenscheiben (1 cm dick), 2 Zucchinischeiben (1 cm dick), Salz, Olivenöl, 100 g Büffelmozzarella, Brot ohne Zusatzstoffe*

1. Den Backofen auf 175 °C vorheizen.
2. Auberginen- und Zucchinischeiben auf beiden Seiten leicht salzen und großzügig mit Olivenöl bepinseln. Auf ein mit Backtrennpapier ausgelegtes Backblech legen und im heißen Ofen 15–20 Minuten backen, bis sie weich sind.
3. Mozzarella abtropfen lassen und in 4 Scheiben schneiden.
4. Einen Teller bereit stellen. Zunächst 2 Auberginenscheiben daraufsetzen, je 1 Mozzarellascheibe darauflegen und leicht salzen. Nun jeweils 1 Zucchinischeibe und 1 weitere Mozzarellascheibe auflegen und wieder leicht salzen. Zum Abschluss noch einmal je 1 Auberginenscheibe darüberlegen. Die Gemüsetürmchen mit Olivenöl beträufeln und mit dem Brot servieren.

Karamellisierte Möhren

ZUTATEN: *100 g Möhren, 1 EL Butter, 1 EL Honig, Salz, Brot ohne Zusatzstoffe*

1. Möhren waschen, putzen und in Stifte schneiden.
2. Butter und Honig in einem Topf schmelzen. Leicht salzen.
3. Möhrenstifte unter ständigem Rühren hellbraun glacieren; sie sollen noch Biss haben. Dazu: Brot.

Gemüsesuppe mit Rindfleisch

ZUTATEN: *200 g verträgliche Gemüse (z. B. grüne Bohnen, Möhren, Staudensellerie, Zucchini), 1 Kartoffel, 100 g Rindfleisch aus der Hüfte, 1 EL Rapsöl, 15 g Reis, 100 ml Fleischfond (siehe Rezept Seite 61), Salz, 1 EL Schnittlauchröllchen*

1. Das Gemüse putzen, waschen und in mundgerechte Stücke schneiden. Die Kartoffel schälen, waschen und würfeln. Das Rindfleisch ebenfalls in mundgerechte Würfel schneiden.
2. Das Rapsöl in einem Suppentopf erhitzen und die Gemüse darin andünsten. Mit 250 ml Wasser auffüllen, Reis und Fond zugeben und alles zum Kochen bringen.
3. Kartoffel- und Rindfleischwürfel zufügen und die Suppe 20 Minuten leise kochen lassen. Mit Salz abschmecken.
4. Vor dem Servieren Schnittlauchröllchen aufstreuen.

Feine Kürbissuppe

ZUTATEN: *200 g Kürbisfleisch ohne Schale, Fasern und Kerne, 1 Stange Staudensellerie, 1 EL Öl, 250 ml Gemüsefond (siehe Rezept Seite 60), 50 g Sahne*

1. Kürbisfleisch in kleine Stücke schneiden, Staudensellerie waschen, putzen und in Scheiben schneiden.
2. Das Öl in einem Topf erhitzen, Kürbis und Staudensellerie darin ca. 3 Minuten anschwitzen.
3. Gemüsefond zugeben und zudeckt bei niedriger Temperatur ca. 20 Minuten kochen.
4. Kurz vor dem Servieren die Sahne zufügen und alles mit dem Mixstab fein pürieren. Dazu etwas Brot servieren.

GESCHMACKSINTENSIVE SAUCEN

Lassen Sie Saucen aus Gemüsewürfelchen und Fond immer sehr stark einkochen. Dadurch verdichten sich die Aromen und Sie müssen nicht zusätzlich würzen.

Kartoffel-Cremesüppchen mit Vollkorn-Croûtons

ZUTATEN: *1/2 Stange Staudensellerie, 1 kleine Möhre, 150 g Kartoffeln, 5 TL Olivenöl, 2 EL Gemüsefond (siehe Rezept Seite 60), 1 Scheibe Vollkornbrot ohne Zusatzstoffe, 1 TL Butter, 2 EL Sahne, Salz*

1. Staudensellerie, Möhre und Kartoffeln waschen, putzen und grob würfeln.
2. In einem Topf 3 TL Olivenöl erhitzen. Staudensellerie und Möhre darin andünsten.
3. Kartoffelwürfel zugeben, mit Fond und 300 ml Wasser ablöschen. Gemüse bei milder Hitze weich garen.
4. Vollkornbrot würfeln. Restliches Olivenöl mit der Butter erhitzen und die Brotwürfel darin knusprig braten.
5. Gemüse in der Brühe mit dem Pürierstab pürieren, Sahne zugeben und alles noch einmal kurz aufkochen. Mit Salz abschmecken.
6. Mit den Vollkorncroûtons garnieren.

Kartoffel-Möhren-Auflauf mit gebratenem Kalbsschnitzel

ZUTATEN: *3 Kartoffeln, 200 g Möhren, 2 EL frisch geriebener junger Gouda, 75 ml Sahne, 4 EL Fleischfond (siehe Rezept Seite 61), 1 EL Olivenöl, 150 g Kalbsschnitzel*

1. Kartoffeln und Möhren waschen, schälen und in dünne Scheiben schneiden. Dachziegelartig in eine kleine Auflaufform schichten; geriebenen Gouda darüber verteilen. Sahne und Fond mischen und darübergießen.
2. Im vorgeheizten Ofen bei 200 °C in 30 bis 40 Minuten goldgelb backen. Den Auflauf aus dem Ofen nehmen, abdecken und 10 Minuten ruhen lassen.
3. Währenddessen das Olivenöl in einer beschichteten Pfanne erhitzen und das Fleisch von beiden Seiten etwa 5 Minuten darin anbraten. Zum Auflauf servieren.

Gemüserisotto mit Lammspießchen

ZUTATEN: *1 kleiner Zucchino, 1 kleine Aubergine, 1 Stange Staudensellerie, 100 g Lammfilet oder Lammlachse, 4 EL Olivenöl, 60–75 g Risottoreis, etwa 250 ml Gemüsefond (siehe Rezept Seite 60), 1 EL eiskalte Butter, Salz*

1. Gemüse waschen, putzen und möglichst klein würfeln.
2. Lammfleisch in 2 cm große Würfel schneiden und auf Spieße stecken.
3. In einem Topf 1 EL Olivenöl erhitzen, Reis zugeben und kurz andünsten. Mit etwas heißem Gemüsefond ablöschen und die Hitze reduzieren. Sobald der Reis die Flüssigkeit aufgesogen hat, nach und nach heißen Gemüsefond angießen, bis der Reis nach ca. 20 Minuten gerade noch Biss hat.
4. In einer beschichteten Pfanne 2 EL Olivenöl erhitzen und die vorbereiteten Gemüsewürfel darin andünsten. Einige Minuten, bevor der Reis gar ist, unter den Risotto rühren. Butterscheibchen einrühren.
5. Zum Ende der Garzeit in einer beschichteten Pfanne 1 EL Öl erhitzen, das Lammspießchen salzen und bei mittlerer Hitze auf jeder Seite 1 Minute braten.

Hackfleisch-Gemüse-Pfanne mit Reis

ZUTATEN: *1 Möhre, 1 Stange Staudensellerie, 1 EL Olivenöl, 100 g Tatar, 2 EL Gemüsefond (siehe Rezept Seite 60), 1 EL Sahne, 60–75 g Reis, 1/2 TL Salz*

1. Gemüse waschen, putzen und fein würfeln.
2. In einer beschichteten Pfanne das Olivenöl erhitzen. Tatar darin bröselig anbraten, Gemüse zugeben und andünsten. Mit Gemüsefond und Sahne ablöschen und bei niedriger Hitze sanft köcheln lassen.
3. Währenddessen den Reis mit der 1,5-fachen Menge Wasser und Salz zum Kochen bringen. Deckel auf den Topf setzen und den Reis auf kleiner Flamme etwa 15 Minuten ausquellen lassen. Zum Gemüse servieren.

Kürbisragout mit Penne und Mozzarella

ZUTATEN: *150 g Hokkaido-Kürbis, 1 EL Rapsöl, 1 EL Zucker, 50 ml Geflügelfond (siehe Rezept Seite 61), 20 ml Sahne, 1 TL Kartoffelmehl, 60–75 g Nudeln ohne Ei, Salz, 30 g Mozzarella, 1 EL Schnittlauchröllchen*

1. Kürbis von Kernen befreien und das Fruchtfleisch mit der Schale in mundgerechte Würfel schneiden.
2. Das Rapsöl erhitzen und die Kürbisstücke darin andünsten. Zucker darüberstreuen und kurz karamellisieren lassen. Gemüsefond und Sahne mit dem Kartoffelmehl verrühren. Die Mischung zum Kürbis gießen und alles zugedeckt etwa 10 Minuten bei milder Hitze weich dünsten.
3. In der Zwischenzeit die Nudeln in Salzwasser al dente kochen. Mozzarella in kleine Würfel schneiden.
4. Die Nudeln in einem Sieb abtropfen lassen und in die Pfanne mit dem Kürbisragout geben. Gut vermengen und nach Bedarf mit Salz abschmecken. Kurz vor dem Servieren Mozzarellawürfel und Schnittlauchröllchen darübergeben.

Gemüse-Cousous mit jungem Gouda

ZUTATEN: *50 g Couscous, 50 ml Gemüsefond (siehe Rezept Seite 60), Salz, 150 g Möhren, 50 g Staudensellerie, 2 EL Olivenöl, 5 Salatblätter, 1 Scheibe junger Gouda (30 g)*

1. Den Gemüsefond zum Kochen bringen. Couscous in einer Schüssel damit begießen, leicht salzen, durchmischen und 5–7 Minuten quellen lassen.
2. Möhren putzen, schälen und fein raspeln. Staudensellerie waschen und in feine Scheiben hobeln. 1 EL Olivenöl in einer Pfanne erhitzen und das Gemüse kurz darin dünsten. Es soll noch Biss haben.
3. Das restliche Olivenöl mit 3 EL Wasser mischen, salzen und über das gedünstete Gemüse geben. Mit dem Couscous vermengen.

4. Salatblätter waschen und trockenschleudern. Die Blätter erst längs halbieren, dann in feine Streifen schneiden. Die Goudascheibe ebenfalls halbieren und in feine Streifen schneiden. Salat und Käse unter das Couscous mischen. Eventuell nochmals mit Salz abschmecken.

Frikadellen mit grünen Bohnen und Kartoffeln

ZUTATEN: *150 g Hackfleisch (Kalb, Lamm oder Rind), 1 EL Frischkäse, 1 TL Semmelbrösel aus Weißbrot ohne Zusatzstoffe, Salz, 3–4 Kartoffeln, 200 g grüne Bohnen, 2 EL Olivenöl*

1. In einer Schüssel das Hackfleisch mit Frischkäse und Semmelbröseln verkneten, mit etwas Salz abschmecken und zu zwei Frikadellen formen.
2. Kartoffeln schälen, längs vierteln und in einem kleinen Topf mit etwas Salzwasser zum Kochen bringen.
3. In einem zweiten Topf ebenfalls Salzwasser zum Kochen bringen. Bohnen darin 10 Minuten lang bissfest garen.
4. In einer Pfanne 1 EL Öl erhitzen. Die Frikadellen bei mittlerer Hitze von jeder Seite 7–10 Minuten braten.
5. Bohnen abgießen, im verbliebenen Olivenöl schwenken und leicht salzen. Kartoffeln abgießen und zusammen mit den Bohnen und Frikadellen anrichten.

Milchreis

ZUTATEN: *450 ml Milch, 50 ml Sahne, Salz, 125 g Milchreis, Zucker*

1. Milch und Sahne mit 1 Prise Salz zum Kochen bringen.
2. Den Milchreis einrühren, einmal aufkochen lassen. Die Temperatur herunterschalten und den Reis bei milder Hitze in 30–35 Minuten quellen lassen. Dabei ab und zu umrühren, damit er nicht am Topfboden ansetzt.
3. Milchreis mit Zucker bestreuen. Schmeckt auch kalt und ergibt – je nach Appetit – 1 bis 2 Portionen.

Für einen guten Geschmack

Als Erwachsene sind wir es gewöhnt, unsere Speisen mit den verschiedensten Gewürzen und Kräutern abzuschmecken. Allerdings sollten Sie diese gerade während der ersten Behandlungsphase weglassen, weil viele davon potenzielle Pseudoallergene sind. Damit das Essen trotzdem schmeckt, gibt es ein paar praktische Küchentipps:

- Dünsten Sie Gemüse grundsätzlich in Olivenöl an; das hebt den Geschmack.
- Würfeln Sie Staudensellerie und/oder Möhren sehr fein und schmoren Sie beides in Olivenöl an. Auf diese Weise erhalten Sie eine gute Grundlage für Saucen oder eine geschmacksgebende Zutat für Pfannengerichte.
- Kochen Sie sich selbst Fonds, mit denen Sie Suppen und Saucen verfeinern (siehe nachfolgende Rezepte). Lassen Sie den Fond nach dem Kochen im Kühlschrank abkühlen und frieren Sie ihn dann portionsweise in Eiswürfelbehältern ein. So können Sie jederzeit die Portion entnehmen, die Sie zum Kochen brauchen.

Gemüsefond (ergibt 2,5 Liter)

ZUTATEN: *1 kg gemischtes Gemüse (z. B. Möhren, Staudensellerie, Kartoffeln), $1/4$ l Olivenöl, Meersalz*

1. Gemüse putzen, waschen und grob würfeln. In einem großen Topf das Olivenöl erhitzen und die Gemüsewürfel unter ständigem Wenden darin scharf anbraten; es soll richtig Farbe bekommen, darf aber nicht verbrennen. Temperatur reduzieren und das Gemüse 40 Minuten schmoren lassen. Mit etwas Salz bestreuen und 5 Minuten nicht mehr rühren; das Salz zieht den Saft aus dem Gemüse. Mit $1/2$ Glas Wasser ablöschen und alles weitere 10 Minuten auf kleinster Flamme ziehen lassen.
2. Mit 5 l kaltem Wasser auffüllen, eine kräftige Prise Salz zugeben und alles so lange schwach kochen lassen, bis

der Fond etwa um die Hälfte reduziert ist. Ein letztes Mal mit Salz abschmecken und das Gemüse herausschöpfen. Die Trübstoffe setzen sich nach kurzer Zeit ab.

3. Fond abkühlen lassen und portionsweise einfrieren. Passt gut für Saucen, Gemüsegerichte und Aufläufe.

Fleischfond (ergibt 1,5 Liter)

ZUTATEN: *5 EL Olivenöl, 500 g Knochen (Kalb oder Rind), je 150 g Staudensellerie, Möhren und Fenchel, Meersalz*

1. Olivenöl in einem großen Topf erhitzen und die Knochen darin scharf anbraten. Gemüse putzen, waschen und in grobe Würfel schneiden. 20 Minuten mitschmoren lassen.

2. Mit 5 l kaltem Wasser auffüllen und einmal aufkochen lassen. Anschließend bei mittlerer Hitze auf 1,5 l reduzieren. Salzen und durch ein feines Sieb abgießen.

3. Den Fond portionsweise einfrieren und für Bratensaucen oder zum Würzen von Pfannen-, Reis-, und Nudelgerichten verwenden.

Geflügelfond (ergibt 1,5 Liter)

ZUTATEN: *1 kg Hähnchenflügel, 15 g Meersalz, 200 g Staudensellerie, 100 g Möhre*

1. Hähnchenflügel gründlich waschen. In einem hohen Topf mit 1750 ml kaltem Wasser langsam zum Kochen bringen. Den Schaum dabei immer wieder abschöpfen.

2. Den Fond salzen. Staudensellerie und Möhren putzen, waschen und würfeln. In den Topf geben und alles etwa vier Stunden bei kleiner Hitze ohne Deckel leise kochen lassen. Schaum weiterhin immer wieder abschöpfen. Zum Schluss die Brühe mit Küchenpapier entfetten.

3. Fond durch ein feines Sieb abgießen, abkühlen lassen und portionsweise einfrieren. Ideal zum Würzen von Geflügel-, Reis- und Nudelgerichten.

Phase 2: Die verträgliche Histamin- dosis finden

Die zweite Behandlungsphase startet erst dann, wenn Sie frei von Beschwerden sind. Da sich Ihr Körper in den »strengen« ersten Wochen bereits weitestgehend erholt hat, können Sie nun damit beginnen, Ihre individuell verträgliche Histaminmenge zu finden.

Die Zeit des Austestens beginnt

Je nach Histaminempfindlichkeit schwankt die verträgliche Tagesdosis stark. Die übliche Toleranzgrenze für Histamin liegt bei etwa 10 mg – eine Menge, die Sie bereits mit einer Scheibe reifem Käse oder einer Scheibe Salami erreichen. Bei histaminempfindlichen Menschen können jedoch bereits Mengen von 0,015–0,030 mg Beschwerden auslösen. Daher gilt es wie bei allen Nahrungsmittelintoleranzen die persönliche Verträglichkeitsgrenze zu ermitteln. Gehen Sie dazu folgendermaßen vor:

- Essen Sie anfangs nur Lebensmittel mit geringem Gehalt an Histamin sowie anderen biogenen Aminen und steigern Sie die Histaminmenge langsam.
- Essen Sie (hist)aminhaltige Lebensmittel möglichst gleichmäßig über den Tag verteilt. Vermeiden Sie größere Mengen in einer Mahlzeit.
- Achten Sie immer noch darauf, sich nicht mit Substanzen zu belasten, die potenziell pseudoallergen wirken können. Verzichten Sie also auf Lebensmittel und Getränke, die unspezifisch Histamin freisetzen können, sowie auf Lebensmittelzusatzstoffe.
- Testen Sie immer nur ein zusätzliches Lebensmittel beziehungsweise einen Lebensmittelzusatzstoff im Zwei-Tage-Rhythmus. Starten Sie mit Lebensmitteln, die Sie vor der Eliminationsdiät vertragen haben.
- Verzichten Sie weiterhin auf alkoholische Getränke; Gleiches gilt für Nikotin.

Phase 3: Therapie mit Präparaten

Die dritte und letzte Phase beginnt, sobald Sie sicher sind, wie viel Histamin Sie am Tag vertragen, ohne dass sich Beschwerden zeigen. Jetzt können Sie auch spezielle Antihistaminika und DAO-Enzympräparate testen und ausprobieren, welche potenziellen Pseudoallergene bei Ihnen eine Histaminfreisetzung bewirken und welche nicht.

Antihistaminika

Vor histaminhaltigen Mahlzeiten helfen Antihistamin-Präparate, Beschwerden auch dann zu umgehen, wenn sich eine direkte und/oder indirekte Histaminbelastung nicht sicher vermeiden lässt (zum Beispiel bei einem Restaurantbesuch). Ganz wichtig: Besprechen Sie mit Ihrem Arzt, ob entsprechende Präparate für Sie sinnvoll sind.

H_1- und H_2-Rezeptorblocker

Antihistaminika vom Typ H_1-Rezeptorblocker sind besonders zur kurzfristigen Unterdrückung unerwünschter Symptome geeignet. Sie blockieren die Bindungsstellen des Histamins und wirken bei Schnupfen, asthmatischen Beschwerden, Hautreaktionen, Schwindel und Kopfschmerzen. Die H_1-Antihistaminika der ersten Generation wie Diphenhydramin und Doxylamin werden heute kaum noch zur Behandlung eingesetzt. Sie helfen aufgrund ihrer stark beruhigenden Wirkung stattdessen vor allem bei Einschlaf- und Durchschlafstörungen sowie Übelkeit und Erbrechen. Moderne H_1-Antihistaminika (beispielsweise Cetirizin, Desloratadin und Fexofenadin) haben eine wesentlich schwächere sedative (beruhigende) Wirkung.

H_2-Rezeptorblocker

Bei Beschwerden des Magen-Darm-Trakts haben sich H_2-Rezeptorblocker ebenso bewährt wie der Mastzellstabilisator Cromoglicinsäure. H_2-Antihistaminika wie Cimetidin und Ranitidin hemmen die Magensäureproduktion. Man setzt sie daher zur Behandlung von Magen- und Zwölffingerdarmgeschwüren ein. Mastzellstabilisatoren verhindern die Freisetzung von Entzündungsmediatoren. H_3-Rezeptorblocker befinden sich momentan in einer präklinischen Entwicklungsphase. Für den H_4-Rezeptor, der erst seit dem Jahr 2000 bekannt ist, gibt es noch keine Blocker.

Eigene Histaminliberatoren bestimmen

In der letzten Behandlungsphase ist auch der Zeitpunkt gekommen, potenzielle Pseudoallergene zu testen. Um sicher zu sein, ob Sie ein bestimmtes Lebensmittel oder einen bestimmten Lebensmittelzusatzstoff vertragen, probieren Sie im Zwei-Tage-Rhythmus immer nur ein potenzielles Pseudoallergen. Falls Sie eine pseudoallergische Reaktion bemerken, warten Sie mit dem nächsten Test so lange, bis die Beschwerden abgeklungen sind. Notieren Sie Ihre Beobachtungen konsequent in Ihrem Beschwerdetagebuch (siehe Seite 84 f.).

DAO-Präparate testen

Die Einnahme von DAO-Enzympräparaten soll erreichen, dass Sie beschwerdefrei genießen können, auch wenn sich eine Histaminaufnahme nicht sicher vermeiden lässt.
Je nach Herstellerangabe nehmen Sie ein bis zwei Kapseln DAO-Enzympräparat mit etwas Flüssigkeit unmittelbar vor einer Mahlzeit ein.

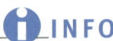

INFO

DAO-Enzympräparate wirken nur im Dünndarm. Sie können helfen, aufgenommenes Nahrungshistamin im Darm abzubauen und damit die Histaminaufnahme in den Körper zu verringern. Auf eine indirekte Histaminbelastung durch Pseudoallergene wirkt das Enzympräparat nicht.

Lebensmittel im Überblick

Die Tabellen ab Seite 66 sollen Ihnen helfen, Lebensmittel zu enttarnen, bei denen das Risiko einer Unverträglichkeitsreaktion besonders hoch ist.

Histamin und andere biogene Amine

Hohe Histamingehalte finden sich in erster Linie in lang gelagerten sowie in gereiften Lebensmitteln. Besonders hoch sind die Werte in fermentierten Nahrungsmitteln, länger gereiften Käsesorten, Fleisch- und Wurstwaren, Fisch und Meerestieren sowie Wein. Dagegen sind frische Lebensmittel nur gering belastet. Da sie jedoch häufig andere biogene Amine enthalten, können sie ebenfalls Reaktionen auslösen.

- Empfindliche Personen können bereits bei 0,015 mg mit den typischen Symptomen reagieren.
- Die übliche Toleranzgrenze liegt jedoch bei etwa 10 mg.
- Besteht keine Histamin-Intoleranz, treten Vergiftungssymptome erst ab 1000 mg oder mehr auf.

Salicylate

Im Gegensatz zu Histamin sind die Salze der Salicylsäure vor allem in pflanzlichen Lebensmitteln enthalten. Die Werte ausgewählter Lebensmittel erfahren Sie ab Seite 72. Salicylate wirken als potenziell pseudoallergene Substanzen und können daher unspezifisch Histamin aus den Mastzellen freisetzen. Als Symptome treten hauptsächlich Urtikaria (Nesselsucht), Asthma bronchiale, Nasennebenhöhlenbeschwerden oder (Fließ-)Schnupfen auf.

Die verträglichen Höchstmengen an Salicylaten sind individuell verschieden. Um Ihre persönliche Verträglichkeitsgrenze zu finden, starten Sie am besten mit Lebensmitteln, die nur geringe Salicylatmengen enthalten, und steigern dann langsam die Dosis.

Histamin und biogene Amine in ausgewählten Lebensmitteln

Lebensmittel	Portion g	Histamin je Portion mg	Tyramin je Portion mg	Andere biogene Amine je Portion mg
Obst und Obstsäfte				
Ananas	150	*	*	3
Ananassaft	150	*	*	3,8–5,3
Banane	150	*	1,1	124,7
Dattel, getrocknet	20	*	*	0,2
Feige	150	*	*	1,9
Maracujasaft, frisch gepresst	150	*	*	1,5–6
Orange	150	*	1,5	0,2
Papaya	150	*	*	1,5–3
Trauben	150	*	*	1,4–2,5
Traubensaft	150	*	*	0,4–0,6
Gemüse				
Avocado	200	*	*	6,6
Sauerkraut, abgetropft	200	13,9	4	*
Spinat	200	6	*	*
Getreide				
Weizenmehl	30	0,1	*	*
Milchprodukte				
Buttermilch	200	0,02	0,44	*
Joghurt, 3,5 %	150	0,03	0,195	*

* = keine Daten

Lebensmittel	Portion g	Histamin je Portion mg	Tyramin je Portion mg	Andere biogene Amine je Portion mg
Sahne, 30 %	20	0,002	0,034	*
Saure Sahne	20	0,002	0,028	*
Käse				
Appenzeller, 20 %	30	4,5	1,6	1,7
Appenzeller, 50 %	30	5,1	1,7	0,6
Bergkäse	30	bis 0,04	*	*
Brie, 50 %	30	*	bis 7,8	*
Camembert, 60 %	30	0–14,4	0,6–60	0,6–2,1
Chester (Cheddar), 50 %	30	0,4–1,7	1,7–33,6	0,9–40,9
Edamer, 30 und 45 %	30	*	9,3	*
Emmentaler, 45 %	30	0,1–75	0,2–8,4	bis 9,2
Gouda, 45 %	30	1,1–5,4	0,6–20,1	1,4–5,3
Harzer Käse	30	11,7	0	*
Parmesan	30	bis 17,4	0,12–8,7	*
Provolone	30	*	*	0,9–12
Quark, 20 % und 40 %	30	0–0,027	0,03–0,24	*
Roquefort	30	0,3–5,04	0,81–33	2,6-3,8
Schafskäse	30	bis 1,83	*	*
Tilsiter, 45 %	30	1,65	*	*
Fleisch, Geflügel und Innereien				
Brathähnchen	100	bis 12	*	*
Pute	100	bis 0,3	*	*
Rinderleber	100	6,5	*	*
Rindfleisch	100	bis 0,9	*	*
Schweinefleisch, frisch	100	bis 4,5	*	*

Lebensmittel	Portion g	Histamin je Portion mg	Tyramin je Portion mg	Andere biogene Amine je Portion mg
Schweineleber	100	22,5	*	*
Fleisch- und Wurstwaren				
Bratwurst	30	0,18	*	*
Braunschweiger	30	2,46	*	*
Bündner Fleisch	30	0,21	*	*
Cervelat	30	bis 2,88	*	*
Fleischsalat	30	bis zu 9,3	*	*
Leberwurst, grob	30	0,12	*	*
Salami	30	bis 13,5	*	*
Schinken	30	bis 4,77	*	*
Teewurst	30	bis 1,35	*	*
Fische und Meerestiere				
Anchovis, frisch	100	4,4	*	*
Bückling, frisch	100	2	*	*
Forelle, frisch	100	33,3	*	*
Garnelen, frisch	100	*	*	0,3
Goldbarsch, frisch	100	0,7	*	bis 5
Hering, frisch	100	35	*	*
Kabeljau, frisch	100	bis 7,7	*	bis 5,2
Kabeljau, TK	100	bis 6	*	*
Knurrhahn, frisch	100	33,3	*	*
Makrele, frisch	100	bis 0,032	*	*
Rotbarsch, frisch	100	0,7	*	bis 5
Sardelle, frisch	100	17,6	*	*
Sardine, frisch	100	bis 150	*	*

Lebensmittel	Portion g	Histamin je Portion mg	Tyramin je Portion mg	Andere biogene Amine je Portion mg
Scholle, frisch	100	0,01	*	bis 3
Seehecht, TK	100	bis 2	*	*
Seelachs, TK	100	0,1	*	*
Seezunge, frisch	100	1,2	*	*
Sprotte, frisch	100	bis 700	*	*
Thunfisch, frisch	100	*	*	bis 0,7
Thunfisch, TK	100	bis 6	*	*
Tintenfisch, frisch	100	0,2	*	*
Weißer Heilbutt	100	*	*	bis 0,2
Fischdauerwaren				
Anchovis, Dose	30	37,5	*	*
Bückling, geräuchert	30	0,2	*	*
Hering in Tomaten	30	bis 90	*	*
Heringssalat	30	bis 42,9	*	*
Krabbenpastete	30	0,2	*	*
Makrele, Dose	30	bis 8,6	*	*
Makrele, geräuchert	30	bis 17,3	*	*
Rollmops	30	bis 2,4	*	*
Sardellen, Dose	30	bis 5,3	*	*
Thunfisch, Dose	30	bis 19,2	*	*
Rotweine				
Rotwein, leichte Qualität	200	bis 3	bis 4	0,14–6,4
Rotwein, schwere Qualität	200	bis 3	bis 4	bis 0,6

Lebensmittel	Portion g	Histamin je Portion mg	Tyramin je Portion mg	Andere biogene Amine je Portion mg
Aus Amerika	200	1,46	*	*
Aus Deutschland	200	0,42	*	*
Aus Frankreich (Bordeaux)	200	0,98	*	*
Aus Frankreich (Bourgogne)	200	1,94	*	*
Aus Italien (Chianti)	200	0,04–0,82	*	*
Aus Kanada	200	0,74	*	*
Aus Österreich	200	0,80–1,48	*	*
Aus Portugal	200	0,24	*	*
Aus der Schweiz	200	0,66–0,76	*	*
Aus Spanien	200	1,16	*	*
Aus Spanien (Rioja)	200	0,32–2,12	*	*
Aus Ungarn	200	0,98–1,32	*	*
Weißweine				
Weißwein, mittlere Qualität	200	0,06–1	bis 0,6	bis 1,82
Aus Amerika	200	0,72	*	*
Aus Deutschland	200	0,74	*	*
Aus Deutschland (Riesling)	200	0,12	*	*
Aus Frankreich	200	0,88	*	*
Aus Frankreich (Champagne)	200	2,16	*	*
Aus der Schweiz	200	0,22–0,24	*	*
Aus Ungarn	200	0,48–0,64	*	*

Lebensmittel	Portion g	Histamin je Portion mg	Tyramin je Portion mg	Andere biogene Amine je Portion mg
Sekt				
Sekt, weiß	100	0,51–0,78	*	*
Henkell Brut	100	0,01	*	*
MM Sekt	100	0,01	*	*
Pommery	100	0,07	*	*
Bier				
Alkoholfreies Bier	333	0,03	0,4	*
Hefeweizen, dunkel	333	0,03	*	*
Hefeweizen, hell	333	0,10	*	*
Nährbier	333	2,23	*	*
Pilsener Lagerbier	333	0,03	0,47	*
Vollbier, dunkel	333	*	0,6–4	*
Vollbier, hell	333	0,97–3,66	0,6–4	*
Weißbier	333	1,53	*	*
Diverse Alkoholika				
Portwein	20	0,004–0,07	*	*
Sake	20	0,02–0,04	*	*
Sherry	20	0,004–0,11	*	*
Diverse Lebensmittel				
Hefeextrakt	5	bis 14,2	*	*
Kakaopulver	10	0,1	*	*
Rotweinessig	10	0,04	*	*
Tomatenketchup	20	0,4	*	*

Salicylate in ausgewählten Lebensmitteln

Lebensmittel	Salicylatgehalt je 100 g	Bewertung
Obst		
Ananas	2,10 mg	• • •
Apfel, je nach Sorte	0,08 bis 0,59 mg	•
–, Golden Delicious	0,08 mg	•
–, Granny Smith	0,59 mg	•
–, Jonathan	0,19 mg	•
–, Red Delicious	0,19 mg	•
Aprikose	2,58 mg	• • •
Dattel, getrocknet	4,5 mg	• • • • •
Erdbeeren	1,36 mg	• •
Feige, frisch	0,18 mg	•
Feige, getrocknet	0,64 mg	•
Grapefruit	0,68 mg	•
Heidelbeeren, Dose	2,76 mg	• • •
Himbeeren, frisch	5,14 mg	• • • • •
Himbeeren, TK	3,88 mg	• • • •
Johannisbeeren, rot, TK	5,06 mg	• • • • •
Johannisbeeren, schwarz, TK	3,06 mg	• • • •
Kaki	0,18 mg	•

• = 0,1 bis 1 mg
• • = 1 bis 2 mg
• • • = 2 bis 3 mg
• • • • = 3 bis 4 mg
• • • • • = mehr als 4 mg
– = höherer oder hoher Gehalt je 100 g, jedoch niedrig bei üblicher Menge
! = extrem hoher Gehalt, selbst bei kleinster Menge

Lebensmittel	Salicylatgehalt je 100 g	Bewertung
Kirschen, süß	0,85 mg	•
Kiwi	0,32 mg	•
Mandarine	0,56 mg	•
Nektarine	0,49 mg	•
Orange	2,39 mg	• • •
Pfirsich	0,58 mg	•
Trauben, frisch	1,41 mg	• •
Trauben, getrocknet	6,74 mg	• • • • •
Gemüse		
Alfalfa, frisch	0,70 mg	•
Aubergine mit Schale	0,88 mg	•
Aubergine ohne Schale	0,30 mg	•
Blumenkohl	0,16 mg	•
Bohnen, grün	0,11 mg	•
Broccoli	0,65 mg	•
Champignons	0,24 mg	•
Chicorée	1,02 mg	•
Endivie	1,90 mg	• •
Erbsen, grün	0,04 mg	•
Gurke, geschält	0,78 mg	•
Gurke (Salz-Dill-)	6,14 mg	• • • • •
Kartoffel mit Schale	0,16 mg	•
Kartoffel ohne Schale	0	•
Kopfsalat	0	•
Kürbis	0,12 mg	•
Lauch (Porree)	0,08 mg	•
Möhre	0,23 mg	•

Lebensmittel	Salicylatgehalt je 100 g	Bewertung
Paprikaschote	1,20 mg	• •
Radieschen	1,24 mg	• •
Rosenkohl	0,07 mg	•
Rote Bete	0,18 mg	•
Rotkohl	0,08 mg	•
Spargel	0,14 mg	•
Spinat	0,58 mg	•
Tomate	0,13 mg	•
Zucchini	1,04 mg	•
Zuckermais	0,13 mg	•
Zwiebel	0,16 mg	•
Gewürze und Kräuter		
Basilikum, frisch	3,4 mg	–
Cayennepfeffer	17,7 mg	–
Chili, gemahlen	1,3 mg	
Currypulver	218 mg	!
Dill, frisch	6,9 mg	–
Knoblauch, frisch	0,10 mg	•
Ingwerwurzel, frisch	4,50 mg	–
Lorbeerblatt	2,52 mg	–
Minze, frisch	9,4 mg	–
Muskat, gemahlen	32,2 mg	–
Paprikapulver, mild	5,7 mg	–
Paprikapulver, scharf	203 mg	!
Petersilie, frisch	0,08 mg	•
Pfeffer, schwarz, gemahlen	6,2 mg	–
Pfeffer, weiß, gemahlen	1,1 mg	–

Lebensmittel	Salicylatgehalt je 100 g	Bewertung
Rosmarin, gemahlen	68 mg	!
Salbei, frisch	21,7 mg	–
Schnittlauch, frisch	0,03 mg	•
Thymian, getrocknet	183 mg	!
Zimt, gemahlen	15,2 mg	–
Samen und Nüsse		
Cashewnüsse	0,07 mg	•
Erdnüsse, mit Häutchen	1,12 mg	• •
Haselnüsse	0,14 mg	•
Kokosnuss	0,26 mg	•
Mandeln	3,0 mg	• • • •
Paranüsse	0,46 mg	•
Pinienkerne	0,51 mg	•
Pistazien	0,55 mg	•
Sesamsamen	0,23 mg	•
Sonnenblumenkerne	0,12 mg	•
Walnüsse	0,30 mg	•
Tees (je 100 ml Teeauszug aus 4 g getrockneten Blättern)		
Früchtetee	0,36 mg	•
Kamillentee	0,06 mg	•
Pfefferminztee	1,10 mg	• •
Schwarzer Tee	3,68 mg	• • • •
Alkoholische Getränke		
Apfelwein	0,17 mg	•
Portwein	bis 4,2 mg	• • • • •
Sherry	0,50 mg	•
Weißwein, Riesling	0,81 mg	•
Wermut	0,46 mg	•

Gesund essen bei Histamin-Intoleranz

Menschen mit Lebensmittel-Intoleranzen essen teilweise unausgewogen und riskieren dadurch eine Minderversorgung mit lebenswichtigen Nährstoffen. Das kann eine Histamin-Intoleranz verstärken. Die nachfolgenden Empfehlungen helfen, einen Nährstoffmangel zu vermeiden.

Vollwertig essen und trinken

Die tägliche Ernährung kann viel dazu beitragen, gesund zu bleiben beziehungsweise wieder beschwerdefrei leben und genießen zu können.

Die 10 Regeln der DGE

Die Deutsche Gesellschaft für Ernährung (DGE) e. V. empfiehlt aufgrund aktueller wissenschaftlicher Erkenntnisse ein 10-Punkte-Programm, an das Sie sich auch dann halten sollten, wenn Sie unter einer Histamin-Intoleranz leiden. Gerade in der ersten Phase der Therapie sind einige Zusatzempfehlungen wichtig, um die maximale Beschwerdefreiheit zu erreichen (im Folgenden mit ✓ gekennzeichnet).

1. Vielseitig essen

Eine ausgewogene Ernährung zeichnet sich nicht nur durch eine ausgewogene Balance nährstoffreicher und energiearmer Lebensmittel aus, sondern auch durch abwechslungsreiche Kombinationen.
✓ Achten Sie dabei insbesondere in der ersten Phase der Nahrungsumstellung, in der die Auswahl eingeschränkt ist, auf nährstoffreiche Lebensmittel und vermeiden Sie solche mit leeren Kalorien wie Zucker und Schmalz.

2. Viele Getreideprodukte und Kartoffeln

Brot, Nudeln, Reis, Getreideflocken – am besten aus Vollkorn – sowie Kartoffeln enthalten kaum Fett, liefern dem Körper aber jede Menge wertvoller Vitamine, Mineralstoffe, Spurenelemente, sekundäre Pflanzen- und Ballaststoffe. Kombinieren Sie diese Lebensmittel mit möglichst fettarmen Zutaten.

✓ Greifen Sie besonders in der ersten Phase zu Produkten ohne Ei, Gewürze und Zusatzstoffe.

3. Gemüse und Obst – 5 am Tag

Essen Sie jeden Tag drei Portionen Gemüse und zwei Portionen Obst – möglichst frisch, roh oder nur kurz gegart. Auch sie versorgen den Körper mit Vitaminen, Mineralstoffen, Spurenelementen, sekundären Pflanzen- und Ballaststoffen. Einmal am Tag ist anstelle einer Obst- oder Gemüseportion auch ein Glas frischer Saft (ohne Zuckerzusatz) erlaubt.

✓ Wählen Sie in der ersten Phase nur frische oder tiefgefrorene verträgliche Gemüsesorten ohne alle Zusatzstoffe und verzichten Sie vollständig auf Obst.

4. Tierisches Eiweiß in Maßen

Drei bis vier Portionen Milch, Milchprodukte und Käse, ein- bis zweimal in der Woche Fisch (am besten fetter Seefisch wie Lachs oder Makrele), Fleisch, Wurstwaren und Eier nur in Maßen: So versorgen Sie Ihren Organismus mit wertvollen Stoffen wie Kalzium aus Milch oder Jod, Selen und Omega-3-Fettsäuren. Fleisch ist wegen des hohen Beitrags an verfügbarem Eisen und an den Vitaminen B_1, B_6 und B_{12} ebenfalls wichtig; allerdings reichen dazu 300–600 g pro Woche völlig aus. Bevorzugen Sie dabei möglichst fettarme Produkte.

✓ Verzichten Sie in der ersten Phase ganz auf Eier, Fisch und Meerestiere sowie auf Schweinefleisch. Essen Sie auch später ausschließlich sehr frische Ware und sorgen Sie für eine lückenlose Kühlkette.

5. Wenig Fett und fettreiche Lebensmittel

Fett ist ein lebenswichtiger Nährstoff und unter anderem dazu nötig, fettlösliche Vitamine im Körper verfügbar zu machen. Allerdings sind 60–80 Gramm am Tag genug – mehr macht schnell dick. Greifen Sie bevorzugt zu hochwertigen Pflanzenölen. Sie enthalten lebensnotwendige (essenzielle) Fettsäuren, die der Organismus nicht selbst herstellen kann. Zu viele gesättigte Fettsäuren (tierische Fette) erhöhen dagegen das Risiko für Fettstoffwechselstörungen und Herz-Kreislauf-Krankheiten. Achten Sie auch auf unsichtbare Fette in Fleischerzeugnissen, Milchprodukten, Gebäck, Süßwaren sowie in Fastfood- und Fertigprodukten.

✓ Verzichten Sie in der ersten Phase auf Nüsse und Samen, die zu den potenziellen Pseudoallergen zählen.

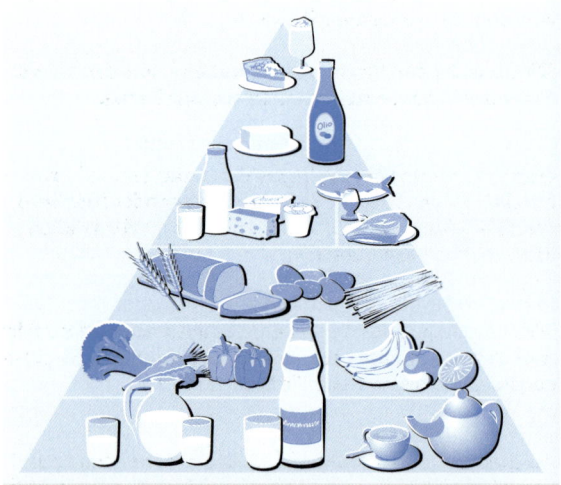

Die Lebensmittelpyramide zeigt Ihnen das empfohlene Maß für die tägliche Auswahl der Lebensmittelgruppen.

6. Zucker und Salz nur in Maßen

Genießen Sie Zucker sowie stark gesüßte Lebensmittel und Getränke nur selten. Würzen Sie mit Kräutern, Gewürzen und wenig Salz (mit Jod und Fluorid).

✓ Weil sie potenziell pseudoallergen wirken, sollten Sie in der ersten Phase der Ernährungsumstellung ganz auf Kräuter und Gewürze verzichten. Testen Sie später im Zwei-Tage-Rhythmus, was Sie vertragen.

7. Viel trinken

Wasser ist das »Grundnahrungsmittel« Nummer 1. Trinken Sie daher täglich mindestens 1,5 Liter – am besten Wasser – und andere kalorienarme Getränke ohne Zusatzstoffe. Konsumieren Sie alkoholische Getränke nur gelegentlich und auch dann nur in kleinen Mengen.

✓ Verzichten Sie in der ersten Phase auf Kräuter- und Gewürztees und völlig auf Alkohol.

Die nächsten drei Empfehlungen gelten schon für die erste Phase der Behandlung der Histamin-Intoleranz.

8. Schmackhaft und schonend zubereiten

Garen Sie Speisen bei niedrigen Temperaturen, so kurz wie möglich und mit möglichst wenig Wasser oder Fett. So erhalten Sie den natürlichen Geschmack der Lebensmittel und schonen die Nährstoffe.

9. Bewusst genießen

Wenn das Auge mitisst, sorgt das fast automatisch für mehr Abwechslung auf dem Teller. Außerdem erkennen Sie Sättigungssignale besser, wenn Sie langsam essen.

10. Achten Sie auf Ihr Gewicht

Ausgewogene Ernährung, viel körperliche Bewegung und Sport (30 bis 60 Minuten pro Tag) gehören zusammen. Mit dem richtigen Körpergewicht fühlen Sie sich wohl und fördern Ihre Gesundheit.

Lebenswichtige Mikronährstoffe

Menschen sind auf die Zufuhr von Vitaminen, Mineralstoffen (Mengen- und Spurenelementen), lebenswichtigen
Fettsäuren und andereren bioaktiven Substanzen wie Ca-
rotinoiden und Q10 über die Nahrung angewiesen – der
ausreichenden Versorgung mit diesen lebenswichtigen
(essenziellen) Mikronährstoffen kommt in Hinblick auf
die Gesundheit eine tragende Rolle zu. Die zehn Regeln der
Deutschen Gesellschaft für Ernährung berücksichtigen
diese Erfordernisse an eine gesundheitsfördernde Ernährungsweise (siehe Seite 76 ff.). Um keinen Nährstoffmangel
zu riskieren, sollten Sie daher auch mit einer Histamin-Intoleranz nach diesen Regeln essen. Allerdings müssen Sie
verschiedene Lebensmittel weglassen – zumindest in der
ersten Behandlungsphase.

Umso wichtiger ist es, die Zufuhr der lebensnotwendigen
Mikronährstoffe zu sichern. Vor allem ein Mangel an den
Vitaminen B_6, Folsäure und Vitamin C sowie an den Spu-
renelementen Zink und Kupfer steht im Verdacht, die
Histaminunverträglichkeit zu verstärken. Denn diese fünf
Mikronährstoffe sind wichtig für den Histaminabbau im
Körper. Achten Sie daher auf eine ausreichende Versorgung.

Vitamin B_6

Für erwachsene Frauen werden täglich 1,2 mg und für
Männer 1,5 mg Vitamin B_6 empfohlen. Gute und auch bei
Histamin-Empfindlichkeit im Allgemeinen verträgliche
B_6-Quellen sind

- ab der 1. Behandlungsphase: Vollkorngetreide, Kartof-
  feln, Gemüse (nur verträgliche Sorten), Geflügel und
  Muskelfleisch
- nach der 1. Phase: je nach individueller Verträglichkeit
  Obst (Apfel, Banane, Orange, Feige, Holunder- und
  Sanddornbeeren), Nüsse und Ölfrüchte (Kürbiskerne,
  Sesamsamen, Sonnenblumenkerne, Walnüsse), Hülsen-
  früchte, Fisch und Innereien

Folsäure

Für Frauen und Männer werden täglich 0,4 mg Folsäure empfohlen. Gute und verträgliche Folsäure-Quellen sind

- ab der 1. Behandlungsphase: Vollkorngetreide und Gemüse (nur verträgliche Sorten wählen)
- nach der 1. Phase: je nach individueller Verträglichkeit Obst (zum Beispiel Erdbeeren, Himbeeren, Honigmelone, Kirschen, Mango, Orange, Wassermelone und Weintrauben), Hülsenfrüchte, Erdnüsse und Innereien

Vitamin C (Ascorbinsäure)

Für Frauen und Männer werden täglich 100 mg Vitamin C empfohlen. Gute Quellen sind

- ab der 1. Behandlungsphase: Kartoffeln und Gemüse (nur verträgliche Sorten)
- nach der 1. Phase: je nach individueller Verträglichkeit Gemüse wie Broccoli, Kohlsorten und Paprika sowie Obst wie Orangen, Grapefruit, Erdbeeren, Johannisbeeren und Kiwi

Zink

Für Frauen werden täglich 7 mg und für Männer 10 mg Zink empfohlen. Gute und verträgliche Zink-Quellen sind

- ab der 1. Behandlungsphase: Vollkorngetreide und Gemüse (nur verträgliche Sorten wählen), Käse, Geflügel, Muskelfleisch
- nach der 1. Phase: je nach individueller Verträglichkeit Erdnüsse und Paranüsse, Fisch und Innereien

Kupfer

Für Frauen und Männer werden täglich 1,0 bis 1,5 mg Kupfer empfohlen. Gute und verträgliche Kupfer-Quellen sind

- ab der 1. Behandlungsphase: Vollkorngetreide, Kartoffeln, Gemüse (nur verträgliche Sorten), Käse, Geflügel und Muskelfleisch
- nach der 1. Phase: je nach individueller Verträglichkeit Obst, Nüsse, Fisch und Innereien

Unterstützende Maßnahmen

Falls die Beschwerden der Histamin-Intoleranz in erster Linie den Magen-Darm-Trakt betreffen, können Sie Ihre Ernährungstherapie folgendermaßen unterstützen:

- essen Sie langsam und kauen Sie gut,
- essen und trinken Sie weder zu kalt noch zu heiß,
- nehmen Sie am Abend nur leichte Mahlzeiten zu sich,
- bewegen Sie sich regelmäßig – vor allem Ausdauersport und die Kräftigung der Bauchmuskeln sind hilfreich,
- trinken Sie ausreichend stilles Wasser und Tee,
- massieren Sie Ihren Bauch im Uhrzeigersinn, um die Darmperistaltik und somit die Verdauung anzuregen.
- Vermeiden Sie unbedingt den gleichzeitigen Konsum von histaminhaltigen Lebensmitteln und Alkohol, denn Alkohol erhöht die Durchlässigkeit der Darmschleimhaut für Histamin und verstärkt somit die Beschwerden noch. Parallel dazu hemmt er die DAO-Aktivität.

Auswärts essen

Wenn Sie in ein Restaurant oder die Kantine gehen, lässt sich eine Histaminbelastung nicht immer vermeiden. Wenn das Essen trotzdem nicht dadurch beeinträchtigt werden soll, dass Sie plötzlich puterrot anlaufen, von Quaddeln und Juckreiz geplagt werden oder eiligst die Toilette aufsuchen müssen, sollten Sie mit Ihrem Arzt über geeignete Antihistaminika sprechen (siehe auch Seite 45 und 63 f.). Abgesehen davon kennen Sie sich mittlerweile ja schon gut aus und entlarven potenzielle Histaminbomben sicher schon auf den ersten Blick: die Salami-Schinken-Platte als Vorspeise, die Spaghetti mit Meeresfrüchten in Tomatensauce als Hauptgang und der Käseteller zum Abschluss des Menüs haben es einfach in sich. Wenn es sich nicht vermeiden lässt, von einer histaminreichen Speise oder einem potenziellen Histaminliberator zu probieren, sollten Sie zumindest auf Alkohol und Nikotin verzichten.

Je frischer, je besser!

Nur wenn Sie Ihre Speisen selbst zubereiten, können Sie sicher sein, dass keine Zutat enthalten ist, die bei Ihnen Beschwerden auslöst. Vermeiden Sie daher Fertigprodukte und Halbfertigprodukte und greifen Sie selbst zum Kochlöffel. Die Tipps auf dieser Seite fassen nochmals zusammen, worauf es in der Küche ankommt.

- Essen Sie grundsätzlich nur frische und ungereifte Lebensmittel. Sie sind arm an Histamin. Lange Lagerung und zunehmender Reifegrad dagegen lassen den Histamingehalt der Speisen ansteigen. Gleiches gilt für fermentierte pflanzliche Lebensmittel wie Sauerkraut und asiatische Fermentationsprodukte. Um lange Lagerzeiten zu vermeiden, kaufen Sie am besten häufiger kleine Mengen ein.
- Sorgen Sie für Sauberkeit bei der Lagerung und Zubereitung, denn Histamin entsteht auch durch natürliche mikrobielle Prozesse. Entsprechend sind erhöhte Histamingehalte häufig durch unzureichende hygienische Bedingungen verursacht. Seien Sie besonders aufmerksam bei histidinreichen Lebensmitteln wie Schweinefleisch, Fisch und Meeresfrüchten.
- Achten Sie gerade bei »kritischen Lebensmitteln« (siehe Tabelle ab Seite 66) auf eine ausreichende Kühlung und darauf, dass die Kühlkette nicht unterbrochen wird. Schon kleine Schwankungen können zu einer erhöhten Konzentration an Histamin und anderen biogenen Aminen führen.
- Lassen Sie die Finger von Lebensmitteln, Inhaltsstoffen und Lebensmittelzusatzstoffen, die unspezifisch Histamin freisetzen können (Histaminliberatoren).
- Histamin ist temperaturstabil. Es wird weder durch Erhitzen noch durch Tiefgefrieren zerstört.
- Beachten Sie, dass die Aufnahme von Histamin aus flüssigen Lebens- und Genussmitteln (zum Beispiel Rotwein) besonders rasch erfolgt.

Persönliches Beschwerdetagebuch

Um herauszufinden, auf welche Lebensmittel, Medikamente und Aktivitäten Sie reagieren, empfiehlt es sich, ein 24-Stunden-Ernährungstagebuch zu führen. Notieren Sie passend zur angegebenen Uhrzeit alles, was Sie essen und trinken, welche Medikamente Sie einnehmen (allgemeine, DAO-Präparate und Antihistaminika) und Ihr persönliches Befinden. Halten Sie dabei Beschwerdefreiheit ebenso fest wie mögliche Anzeichen der Unverträglichkeit – und zwar auch dann, wenn sie nicht direkt nach dem Essen zu beobachten sind. Denn wie schon erwähnt, treten die Intoleranzsymptome zuweilen erst zwei bis drei Stunden nach dem Essen auf. Sie können dann acht bis zwölf Stunden und sogar länger anhalten.

Uhrzeit	Essen, Trinken, Medikamente, Aktivitäten	Befinden – körperlich und seelisch
01:00		
02:00		
03:00		
04:00		
05:00		
06:00		
07:00		

08:00		
09:00		
10:00		
11:00		
12:00		
13:00		
14:00		
15:00		
16:00		
17:00		
18:00		
19:00		
20:00		
21:00		
22:00		
23:00		
24: 00		

Liste individuell verträglicher Lebensmittel und Zusatzstoffe

Um persönliche Histaminfallen zu meiden, empfehlen sich zusätzlich zum Ernährungstagebuch Listen mit für Sie individuell verträglichen beziehungsweise unverträglichen Lebensmitteln und Lebensmittelzusatzstoffen.

Getreide, Getreideprodukte	
Gemüse	
Obst	
Milch, Milchprodukte, Käse	
Fleisch, Geflügel, Wurstwaren	
Fisch, Meerestiere	
Fette, Nüsse, Samen	
»Extras«	
Gewürze, Kräuter	
Lebensmittel- zusatzstoffe	

Liste individuell unverträglicher Lebensmittel und Zusatzstoffe

Getreide, Getreideprodukte	
Gemüse	
Obst	
Milch, Milchprodukte, Käse	
Fleisch, Geflügel, Wurstwaren	
Fisch, Meerestiere	
Fette, Nüsse, Samen	
»Extras«	
Gewürze, Kräuter	
Lebensmittel-zusatzstoffe	

Zum Nachschlagen

Glossar

Allergische Reaktion: Überempfindlichkeit gegen bestimmte Eiweiße; geht immer mit einer überschießenden Abwehrreaktion des Immunsystems einher.

Amine: organische Abkömmlinge des Ammoniaks.

Antiallergika: → Antihistaminika

Antibiotika: Medikamente zur Behandlung von durch Bakterien oder Protozoen (tierische Einzeller) hervorgerufenen Infektionen.

Antigen: bindet an Antiköper und ruft Immunantwort hervor.

Antihistaminika: binden an → Histaminrezeptoren und hemmen die unangenehmen Wirkungen von → Histamin; werden oft auch als »Antiallergika« bezeichnet.

Asthma bronchiale: chronische Entzündung der Atemwege (Bronchien) mit Schleimhautschwellung und Bildung zähen Schleims. Folgen sind Atemnot, Husten und Kurzatmigkeit.

biogene Amine: durch Enzymreaktionen im Stoffwechsel aus Aminosäuren gebildete → Amine; stellen unter anderem eine Synthesevorstufe der → Hormone dar, werden vom Körper aber auch als Bausteine für die Bildung von Coenzymen oder Vitaminen gebraucht.

chronisch entzündliche Darmerkrankung (CED): Sammelbegriff für schubweise wiederkehrende oder kontinuierlich auftretende entzündliche Veränderungen des Darms.

Diaminooxidase (DAO): kupferhaltiges Enzym, das Histamin abbaut, vor allem in der Dünndarmschleimhaut lokalisiert.

Flush: englisch für »Erröten«; anfallartige Rötung der Haut mit Hitzegefühl. Juckreiz oder Kribbeln sind typische Begleiterscheinungen des Errötens.

Fruktose-Intoleranz → Fruktose-Malabsorption

Fruktose-Malabsorption: Unverträglichkeit gegenüber Fruktose (Fruchtzucker)

Gewebshormone: direkt im Gewebe gebildet, wo sie auch wirken, zum Beispiel Histamin.

Glutenunverträglichkeit: → Zöliakie

H_1-Antihistaminika: H_1-Rezeptorblocker; Medikamente, die die Wirkungen von Histamin an den H_1-Rezeptoren blockieren wie die Hemmung der Histaminwirkung an den Schleimhäuten.

H_2-Antihistaminika: H_2-Rezeptorenblocker, Medikamente, die die Wirkung von Histamin an den H_2-Rezeptoren blockieren; führen unter anderem zu einer Verminderung der Salzsäureproduktion im Magen.

Histamin: → biogenes Amin; entsteht aus der Aminosäure Histidin. Botenstoff, Gewebshormon, an der Abwehr von eindringenden Krankheitserregern beteiligt. Allergische und pseudoallergische Reaktionen sind die Folge einer Überproduktion von Histamin.

Histamin-Intoleranz (HI): Ungleichgewicht zwischen → Histamin und den abbauenden Enzymen, insbesondere der → Diaminooxidase.

Histaminliberatoren: Lebensmittel und Lebensmittelzusatzstoffe, die unspezifisch → Histamin freisetzen können.

Histaminrezeptoren: Andockstellen für Histamin. Bei Bindung an H_1-Rezeptoren können zum Beispiel Hautquaddeln, Atemprobleme und Blutdruckabfall, bei Bindung an H_2-Rezeptoren können Reaktionen wie Ausschüttung von Magensäure und Herzrasen auftreten.

Hormone: körpereigene Botenstoffe zur Signalübertragung von einem Organ oder einem Gewebe zum anderen.

IgE-Antikörper: Immunglobuline; spezielle Proteine, mit denen das Immunsystem körperfremde Erreger abwehrt.

IgG- oder IgG4-Antikörper gegen Nahrungsmittel: zur Abklärung und Diagnostik von Nahrungsmittelunverträglichkeiten ungeeignet und strikt abzulehnen.

Immunsystem: schützt den Organismus vor Krankheitserregern, ist unter anderem verantwortlich für das Erkennen körpereigener und körperfremder Stoffe, löst spezifische Abwehrreaktionen des Körpers aus.

Laktose-Intoleranz: Unverträglichkeit gegenüber Laktose (Milchzucker).

Lebensmittelzusatzstoffe: Stoffe, die Lebensmitteln zugesetzt werden, um deren Beschaffenheit zu beeinflussen oder bestimmte Eigenschaften oder Wirkungen in den Lebensmitteln zu erzielen.

Mastzellen: Zellen des Immunsystems, die Histamin und andere Botenstoffe enthalten. Mastzellen finden sich vor allem in Haut, Lunge und Magen-Darm-Trakt.

Mastzellstabilisatoren: reduzieren Histaminausschüttung aus → Mastzellen.

Migräne: anfallsartige pulsierende Kopfschmerzen, treten wiederholt und meist nur auf einer Hälfte des Kopfes auf, häufig von Übelkeit, Erbrechen sowie Licht- und Lärmempfindlichkeit begleitet.

Morbus Crohn: chronisch entzündliche Darmerkrankung.

Pseudoallergische Reaktion (PAR): nichtallergische Histaminfreisetzung aus → Mastzellen ohne Beteiligung des → Immunsystems.

Salicylate: Salze der → Salicylsäure. Sie kommen natürlich in pflanzlichen Lebensmitteln vor und können pseudoallergen wirken.

Salicylsäure: Medikamente, die als Schmerz- und Rheumamittel eingesetzt werden. Bekannt: Acetylsalicylsäure (Aspirin®).

Serotonin: → biogenes Amin; körpereigener Botenstoff (»Glückshormon«).

Tyramin: → biogenes Amin, zum Beispiel in Schokolade.

Urtikaria (Nesselausschlag): blassrote bis rote Erhebungen der Haut (Quaddeln), optisch wie nach dem Kontakt mit Brennnesseln.

Zöliakie: chronische Dünndarmerkrankung aufgrund einer Überempfindlichkeit gegen das Getreideeiweiß Gluten (gluteninduzierte Enteropathie). Unbehandelt kommt es zu Entzündungen und der Zerstörung der Dünndarmschleimhaut.

Zutatenliste: Liste sämtlicher Zutaten eines verpackten Lebensmittels

Bücher, die weiterhelfen

Carlsson, S./Saager, I.:
Backen ohne Milch und Ei.
GRÄFE UND UNZER VERLAG,
München

Elmadfa, I./Aign, W./Muskat,
E./Fritzsche, D.: Die große
GU-Nährwert-Kalorien-
Tabelle.
GRÄFE UND UNZER VERLAG,
München

Fritzsche, D.: Laktose-
Intoleranz.
GRÄFE UND UNZER VERLAG,
München

Fritzsche, D.: Nahrungsmittel-
Intoleranzen.
GRÄFE UND UNZER VERLAG,
München

Kamp, A.: Gesund essen bei
Histaminintoleranz.
GRÄFE UND UNZER VERLAG,
München

Schaenzler, N./Koppenwallner,
Ch.: Magen und Darm natür-
lich behandeln.
GRÄFE UND UNZER VERLAG,
München

Schleip, T./Hoffbauer, G.:
Reizdarm.
GRÄFE UND UNZER VERLAG,
München

Schleip, T./Kedzierski, I./
Fleischhauer, A. (Hrg.):
Köstlich essen bei Histamin-
Intoleranz. Trias, Stuttgart

Adressen, die weiterhelfen

Deutschland

aid infodienst
Ernährung, Landwirtschaft,
Verbraucherschutz e. V.
Heilsbachstr. 16,
53123 Bonn
www.aid.de
Interessenunabhängiger Ver-
braucherdienst mit Schwerpunkt Ernährung

Deutscher Allergie- und
Asthmabund e. V. (DAAB)
Fliethstr. 114,
41061 Mönchengladbach
www.daab.de
Alle Infos zu Allergien,
Asthma und Neurodermitis;
Ernährungsexpertensuche

Deutsche Gesellschaft
für Allergologie und Klinische
Immunologie e. V. (DGAKI)
Schloss 2
86482 Aystetten
www.dgaki.de
Vereinigung zur Förderung
von Forschung, Klinik und
Praxis der Allergologie und
klinischen Immunologie.

Deutsche Gesellschaft für
Ernährung e. V.
Godesberger Allee 18,
53175 Bonn
www.dge.de
Infos zu Ernährung und Suchfunktion nach Ernährungs-
berater/-innen

QUETHEB Institut für Qualitäts-
sicherung in der Ernährungstherapie und -beratung e. V.
Schloßplatz 1,
83410 Laufen
www.quetheb.de
Suchfunktion nach
QUETHEB-registrierten
Ernährungsexperten

VDD Verband der Diätassisten-
ten; Deutscher Bundesver-
band e. V.
Susannastr. 13,
45136 Essen
www.vdd.de
Unter dem Stichwort »Ver-
braucherinfos« finden Sie
neben Ernährungstipps auch
die Adressen von Diätassis-
tenten in Ihrer Nähe.

Verband der Oecotrophologen
e. V. (VDOE)
Reuterstr. 161,
53113 Bonn
www.vdoe.de
Unter »VDOE-Expertenpool«
können Sie Oecotrophologen
wohnortnah oder nach Spe-
zialgebiet suchen.

Österreich

Österreichische Gesellschaft für
Ernährung
Zimmermanngasse 3,
A-1090 Wien
www.oege.at
Über ExpertInnenpool kön-
nen Sie Experten nach Kern-
kompetenzen finden.

Verband der Diaetologen Öster-
reichs
Grüngasse 9/Top 20,
A-1050 Wien
www.diaetologen.at
Informationen zu Ernährung
und Gesundheit; Suchfunk-
tion »Diätologensuche«

Schweiz

Schweizerische Gesellschaft für
Ernährung
Schwarztorstr. 87,
CH-3001 Bern
www.sge-ssn.ch
Umfassende Infos rund um
die Ernährung

Schweizerischer Verband dipl.
Ernährungsberater/innen
(SVDE ASDD)
Postgasse 8,
CH-3000 Bern 8
www.svde-asdd.ch
Schweizerischer Verband
der diplomierten Ernäh-
rungsberater und -beraterin-
nen HF/FH. Mit ausführlicher
Liste der frei praktizierenden
Ernährungsberater.

Internetadressen

www.delicardo.de
Hier erhalten Sie »food-
cards«, die die Bestellung im
Restaurant erleichtern.

Rezeptideen

www.essen-und-trinken.de
www.kuechengoetter.de
www.eatsmarter.de
www.rezepte-und-tipps.de

Lebensmittelregister

Sachregister

Rezeptregister

Impressum

© 2010 GRÄFE UND UNZER VERLAG GmbH, München

Projektleitung: Barbara Fellenberg
Lektorat: Sylvie Hinderberger
Satz: abavo GmbH, Buchloe
Bildredaktion: Henrike Schechter
Gestaltung: independent Medien-Design, Horst Moser, München
Illustration S. 78: Detlef Seidensticker
Fotos: Cover: Studio L'Eveque / Tanja + Harry Bischof
U4: StockFood (li.), plainpicture (re.)
Syndication: www.jalag-syndication.de
Herstellung: Markus Plötz
Reproduktion: Repro Ludwig, Zell am See
Druck und Bindung: Druckerei Auer, Donauwörth

ISBN 978-3-8338-1950-6

3. Auflage 2011

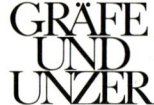

GRÄFE
UND
UNZER

Ein Unternehmen der
GANSKE VERLAGSGRUPPE